NÚLL maga UPPSKRIFTSBÓK

Ljúffengar máltíðir til að auka efnaskipti, brenna fitu og umbreyta líkama þínum

AF888845

Jóhanna Möller

EFNISYFIRLIT

KYNNING

Velkomin í NÚLL maga UPPSKRIFTSBÓK Í þessu safni nærandi uppskrifta bjóðum við þér að leggja af stað í ferðalag í átt að heilbrigðari þér. Zero Belly nálgunin leggur áherslu á að næra líkamann með heilnæmum hráefnum sem stuðla að jafnvægi umbrota, hjálpa til við að brenna fitu og styðja við almenna vellíðan. Þessi matreiðslubók er leiðarvísir þinn til að búa til dýrindis máltíðir sem hjálpa þér að ná heilsu- og líkamsræktarmarkmiðum þínum.

Við hjá Zero Belly trúum því að matur geti verið bæði nærandi og seðjandi. Við höfum tekið saman safn uppskrifta sem setja hráefni sem eru hátt í næringarefnum og bragði í forgang, á sama tíma og þau eru lítið í viðbættum sykri, óhollri fitu og gerviefni. Þessar uppskriftir eru hannaðar til að hjálpa þér að hámarka efnaskipti, styðja við heilbrigða meltingu og ná grennri, heilbrigðari líkama.

Á þessum síðum finnur þú margs konar uppskriftir sem innihalda mikið úrval af bragði, áferð og matargerð. Allt frá staðgóðum morgunverði og líflegum salötum til bragðmikilla aðalrétta og eftirrétta án sektarkenndar, við höfum búið til fjölbreytt úrval af máltíðum sem halda þér ánægðum og orkumeiri allan daginn. Hver uppskrift er vandlega unnin til að veita þér jafnvægi af næringarefnum, vítamínum og steinefnum, en er samt ljúffeng og auðveld í undirbúningi.

En þessi matreiðslubók er meira en bara samansafn af hollum uppskriftum. Við munum leiða þig í gegnum meginreglur Zero Belly nálgunarinnar, deila ábendingum um val á innihaldsefnum, útvega aðferðir til að skipuleggja máltíðir og veita innsýn í vísindin á bak við að næra líkama þinn fyrir bestu heilsu. Markmið okkar er að styrkja þig til að taka upplýstar ákvarðanir um matinn sem þú borðar og skapa sjálfbæra og skemmtilega nálgun að hollu mataræði.

Svo hvort sem þú ert að leita að því að losa þig við nokkur kíló, auka orkustigið þitt eða einfaldlega tileinka þér heilbrigðari lífsstíl, láttu Zero Belly Cookbook vera félaga þinn á þessari ferð. Vertu tilbúinn til að næra líkama þinn með dýrindis máltíðum sem munu umbreyta því hvernig þú lítur út, líður og lifir.

Morgunmatar

1.Zero-Belly pönnukökur og síróp

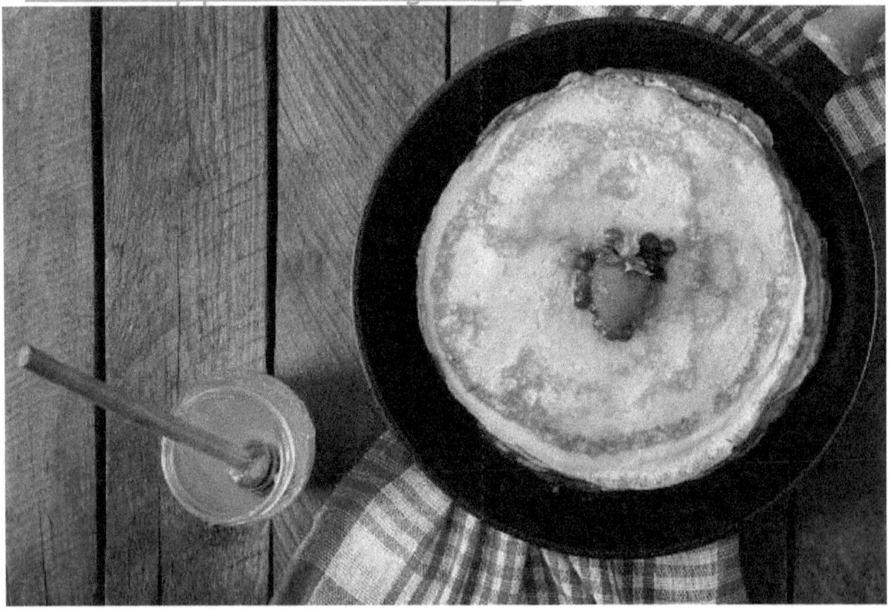

Heildartími: 30 MÍN| Afgreiðsla: 5

Hráefni:

FYRIR SÍRÓP:

- 2 msk hlynsíróp, sykurlaust
- ½ bolli Sukrin trefjasíróp

FYRIR Pönnukökurnar:

- 4 egg, stór
- 2 msk erýtrítól
- ½ tsk matarsódi
- 3/4 bolli hnetusmjör að eigin vali
- 1/3 bolli kókosmjólk
- 2 msk ghee
- 1 tsk kanill

LEIÐBEININGAR:

- Bætið hlynsírópi og sykurtrefjasírópi í krukku eða litla skál og notaðu skeið til að hræra þar til það hefur blandast saman. Lokið krukkunni og setjið til hliðar þar til þarf.
- Setjið egg, erythritol, matarsóda, kókosmjólk, hnetusmjör og kanilduft í matvinnsluvél og blandið þar til það er blandað saman.
- Hitið ghee á pönnu sem festist ekki og notið um ¼ bolla í hverja pönnuköku. Eldið þar til pönnukakan hefur stífnað, snúið síðan við og lokið við að elda; setja á disk.
- Endurtaktu með afganginum af deiginu og disknum.
- Toppið með sírópi og berið fram.

NÆRING: Kaloríur 401 | Heildarfita 32,5g | Nettó kolvetni: 3,6g | Prótein 12,8g | Trefjar 5,3g)

2. Beikon avókadó morgunverðarmuffins

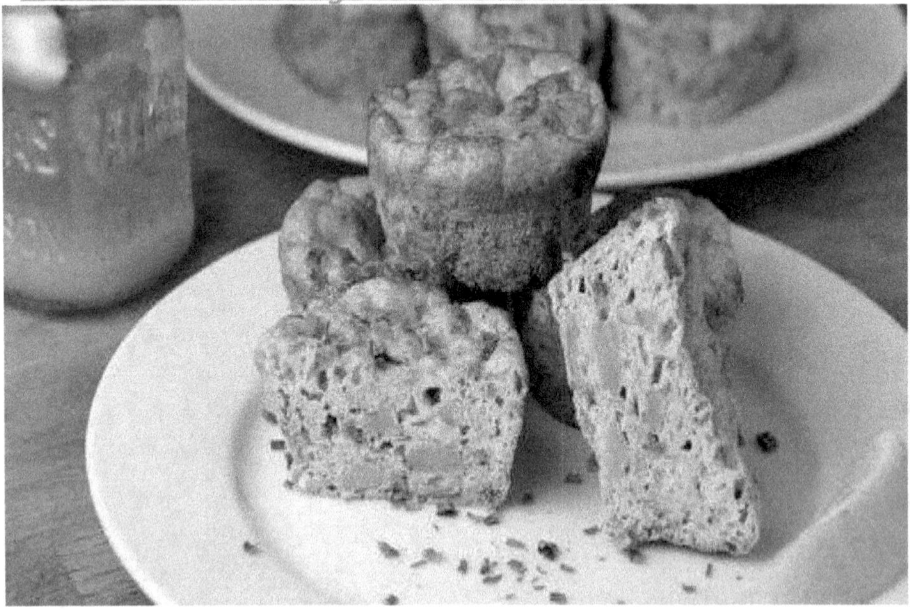

Heildartími: 41 MÍN| Þjónar: 16)

Hráefni:

- ½ bolli möndlumjöl
- 1 ½ msk psyllium hýði duft
- 4,5 oz Colby Jack ostur
- 1 tsk lyftiduft
- 1 tsk hvítlaukur, sneiddur
- 1 tsk graslaukur, þurrkaður
- 3 stilkar vorlaukar
- 1 tsk kóríander, þurrkuð
- ¼ tsk rauð chili flögur
- Salt og pipar
- 1 ½ msk sítrónusafi
- 5 egg
- ¼ bolli hörfræmjöl
- 1 ½ bolli kókosmjólk, úr kassa
- 5 beikonsneiðar, skornar í strimla
- 2 avókadó, skorin í teninga
- 2 msk smjör, lífrænt

LEIÐBEININGAR:

- Bætið hveiti, kryddi, sítrónusafa, eggjum, hörfræmjöli og kókosmjólk í skál. Blandið saman þar til það hefur blandast vel saman.
- Hitið pönnu og steikið beikonlengjur þar til þær verða stökkar og bætið síðan smjörinu og avókadóinu út í.
- Bætið beikon- og avókadóblöndunni út í deigið og blandið saman.
- Settu tvö 350 F og smyrðu bollakökuform ofan á.

- Bætið deiginu í form og bakið í 26 mínútur. Takið úr ofninum og kælið áður en það er tekið úr forminu.
- Berið fram. Stórir afgangar í ísskápnum.

NÆRING: Kaloríur 163 | Heildarfita 14,1g | Nettó kolvetni: 1,5g | Prótein 6,1g | Trefjar 3,3g)

3. Appelsínugult kanilskósur

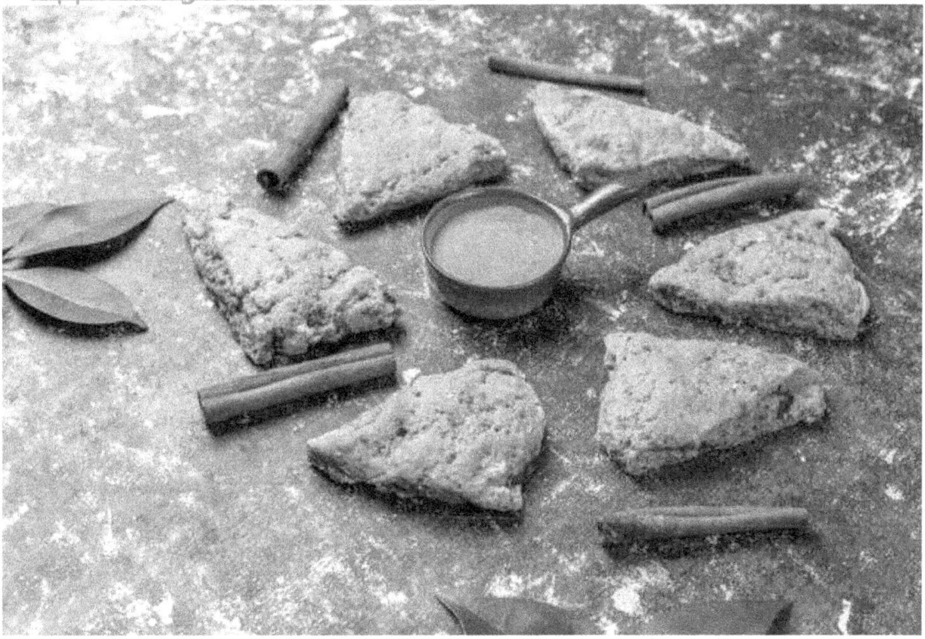

Heildartími: 30 MÍN| Þjónar: 8)

Hráefni:

- 1 msk gyllt hörfræ
- 1 ½ tsk kanill
- ½ tsk salt
- 7 msk + 1 msk kókosmjöl
- ½ tsk lyftiduft
- Börkur úr einni appelsínu
- ¼ bolli smjör, ósaltað, í teningum
- ¼ bolli erýtrítól
- ¼ tsk stevía
- 2 egg
- 2 matskeiðar hlynsíróp
- ½ tsk xantangúmmí
- 1/3 bolli þungur rjómi
- 1 tsk vanilla

FYRIR KRUN:

- 20 dropar af stevíu
- 1 msk appelsínusafi
- ¼ bolli kókossmjör

LEIÐBEININGAR:

- Sjá hér að ofan tvær 400 F.
- Setjið öll þurrefnin í skál nema xanthan og 1 msk kókosmjöl. Bætið smjöri við þurrblönduna og hrærið til að blanda saman.
- Blandið saman sætuefni og eggjum þar til það er vel blandað og ljós á litinn. Setjið hlynsíróp, afganginn af hveiti, xantangúmmí, þungum rjóma og vanillu út í; blandið þar til það er blandað og þykkt.

- Bætið blautu blöndunni saman við til að þorna, geymið 2 msk af vökva, blandið saman og bætið við kanil og notið hendur til að mynda blöndu í deig. Mótið kúlu og þrýstið í köku eins og form. Skerið í 8 bita.
- Settu á fóðraða bökunarplötu og notaðu frátekinn vökva til að pensla ofan á skonsurnar.
- Bakið í 15 mínútur, takið úr ofninum og kælið.
- Útbúið kökukrem og dreypið yfir skonsur áður en þær eru bornar fram.

NÆRING: Kaloríur 232 | Heildarfita 20g | Nettó kolvetni: 3,3g | Prótein 3,3g | Trefjar: 4,3 g)

4.Rauð pipar, mozzarella og beikon frittata

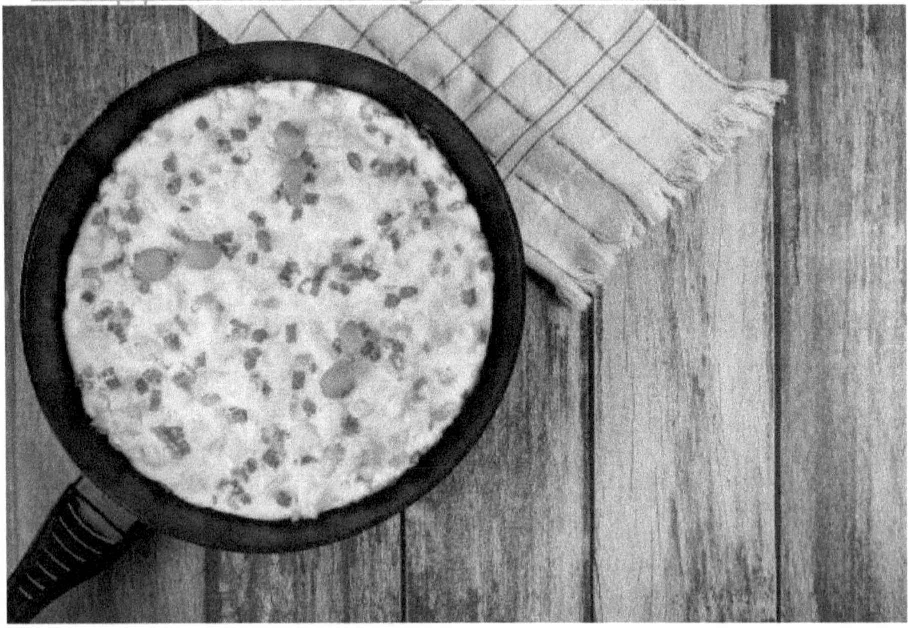

Heildartími: 35 MÍN| Berið fram: 6

Hráefni:

- 1 matskeið ólífuolía
- 7 sneiðar af beikoni
- 1 rauð paprika, söxuð
- $\frac{1}{4}$ bolli þungur rjómi
- $\frac{1}{4}$ bolli parmesanostur, rifinn
- 9 egg
- Salt og pipar
- 2 matskeiðar steinselja, söxuð
- 4 bollar Bella sveppir, stórir
- $\frac{1}{2}$ bolli basil, saxað
- 4 oz mozzarella ostur, skorinn í teninga
- 2 oz geitaostur, saxaður

LEIÐBEININGAR:

- Sjá hér að ofan tvær 350 F.
- Hitið ólífuolíu á pönnu, bætið síðan beikoni út í og eldið í 5 mínútur þar til það er brúnt.
- Bætið rauðri papriku út í og eldið í 2 mínútur þar til það er mjúkt. Á meðan pipar eldast, bætið rjóma, parmesanosti, eggjum, steinselju, salti og pipar í skál og þeytið saman.
- Bætið sveppunum í pottinn, hrærið og látið malla í 5 mínútur þar til þeir eru blautir í fitu. Bætið basilíku út í, eldið í 1 mínútu og bætið síðan við mozzarella.
- Bætið eggjablöndunni út í og notið skeið til að færa hráefni í kringum sig þannig að eggið komist á botninn á pönnunni.

- Toppið með geitaosti og setjið í ofn í 8 mínútur og steikið síðan í 6 mínútur.
- Notaðu hníf til að rífa frittata-kantana af pönnunni og settu á disk og sneið.

NÆRING: Kaloríur 408 | Heildarfita 31,2g | Nettó kolvetni: 2,4g | Prótein 19,2g | Trefjar: 0,8g)

5. Osta og pylsubökur

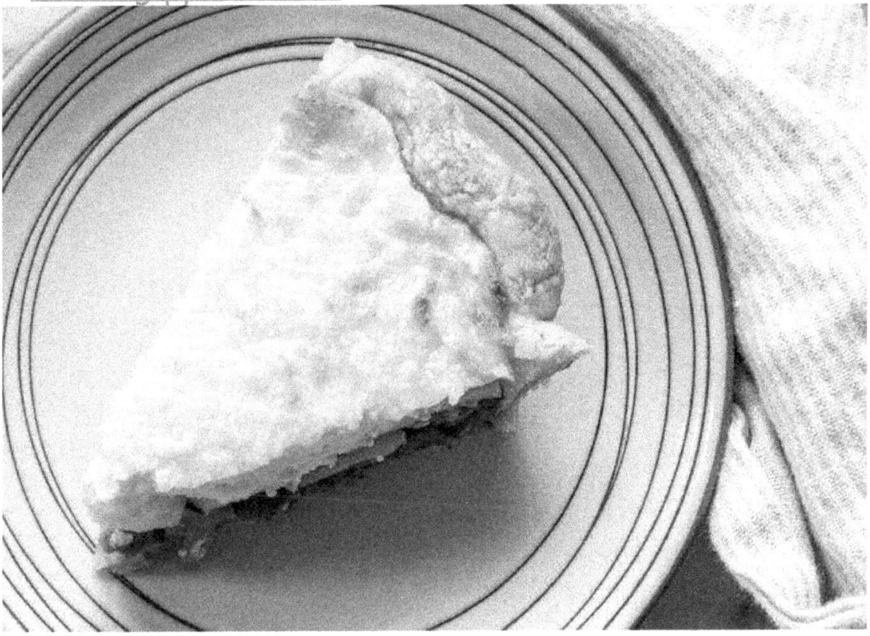

Heildartími: 40 MÍN| Afgreiðsla: 2

Hráefni:

- 1 ½ stykki af kjúklingapylsu
- ½ tsk rósmarín
- ¼ tsk matarsódi
- ¼ bolli kókosmjöl
- ¼ tsk cayenne pipar
- 1/8 tsk salt
- 5 eggjarauður
- 2 tsk sítrónusafi
- ¼ bolli kókosolía
- 2 msk kókosmjólk
- ¾ cheddar ostur, rifinn

LEIÐBEININGAR:

- Sjá hér að ofan tvær 350 F.
- Saxið pylsur, hitið pönnu og eldið pylsur. Á meðan pylsur eldast blandið saman öllum þurrefnum í skál. Í annarri skál blandið saman eggjarauður, sítrónusafa, olíu og kókosmjólk. Bætið vökva við þurra blönduna og bætið ½ bolla af osti; brjóta saman til að sameina og setja í 2 ramekins.
- Bætið soðnum pylsum við deigið og notið skeið til að troða ofan í blönduna.
- Bakið í 25 mínútur þar til það er gullið að ofan. Setjið afgang af osti yfir og steikið í 4 mínútur.
- Berið fram heitt.

NÆRING: Kaloríur 711 | Heildarfita 65,3g | Nettó kolvetni: 5,8g | Prótein 34,3g | Trefjar: 11,5g)

6.Morgunverður Quiche

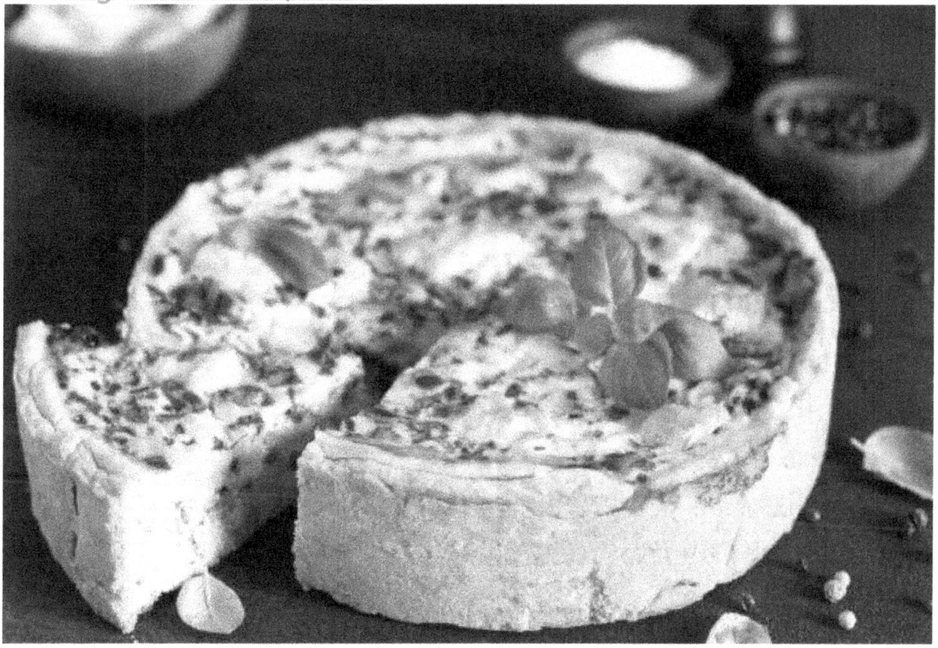

Heildartími: 30 MÍN| Afgreiðsla: 2

Hráefni:

- 3 msk kókosolía
- 5 egg
- 8 beikonsneiðar, soðnar og saxaðar
- ½ bolli rjómi
- 2 bollar barnaspínat, gróft saxað
- 1 bolli rauð paprika, saxuð
- 1 bolli gulur laukur, saxaður
- 2 hvítlauksrif, söxuð
- 1 bolli sveppir, saxaðir
- 1 bolli cheddar ostur, rifinn
- Salt

LEIÐBEININGAR:

- Forhitaðu ofninn í 375 F.
- Blandið öllu grænmetinu, þar með talið sveppunum saman í stóra skál.
- Þeytið 5 eggin með rjómanum í annarri lítilli skál
- Hellið grænmetisblöndunni varlega í muffinspönnu húðaða matreiðsluúða, toppið með eggi og osti sem fyllir allt að ¾ af muffinsformunum. Stráið söxuðu beikoni yfir.
- Setjið í ofninn til að baka í 15 mínútur eða þar til toppurinn á kökunni er orðinn stífur.
- Látið það kólna í nokkrar mínútur áður en það er borið fram.

NÆRING: Kaloríur 210 | Heildarfita 13g | Nettó kolvetni: 5g | Prótein 6g)

7.Chicharrones con Huevos (svínabörkur og egg)

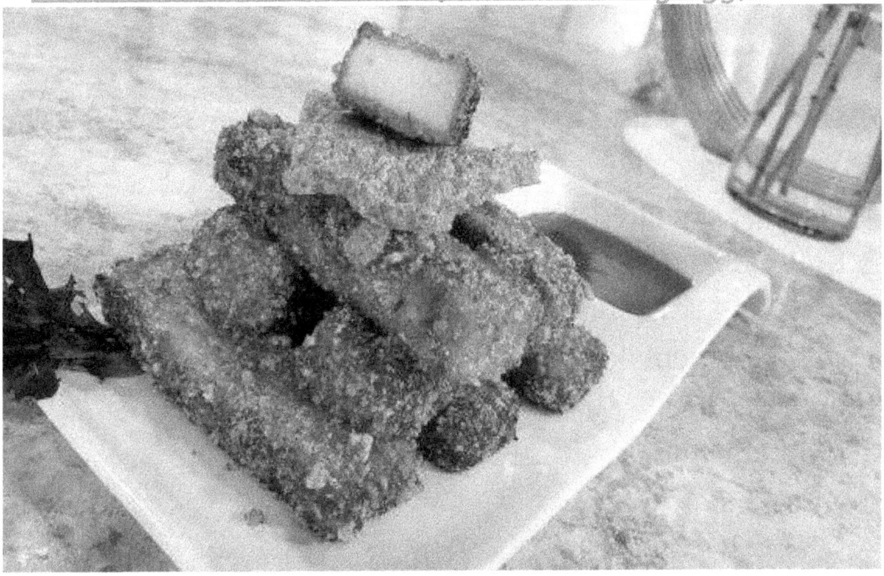

Heildartími: 30 MÍN| Afgreiðsla: 3

Hráefni:

- 4 sneiðar af beikoni
- 1,5 oz svínabörkur
- 1 avókadó, skorið í teninga
- $\frac{1}{4}$ bolli laukur, saxaður
- 1 tómatur, saxaður
- 2 jalapeno paprikur, fræ fjarlægð og saxuð
- 5 egg
- $\frac{1}{4}$ bolli kóríander
- Salt og pipar

LEIÐBEININGAR:

- Hitið pönnu og eldið beikon þar til það er örlítið stökkt. Takið úr pottinum og setjið til hliðar á pappírshandklæði.
- Bætið svínabörknum í pottinn ásamt lauk, tómötum, pipar og steikið í 3 mínútur þar til laukurinn er orðinn mjúkur og glær.
- Bætið kóríander út í, hrærið varlega saman og bætið við eggjum. Hrærið eggjum saman við og bætið síðan avókadó saman við og blandið saman.
- Berið fram.

NÆRING: Kaloríur 508 | Heildarfita 43g | Nettó kolvetni: 12g | Prótein 5g | Trefjar: 5,3g)

8. Hindberja- og kakó morgunverðarskál

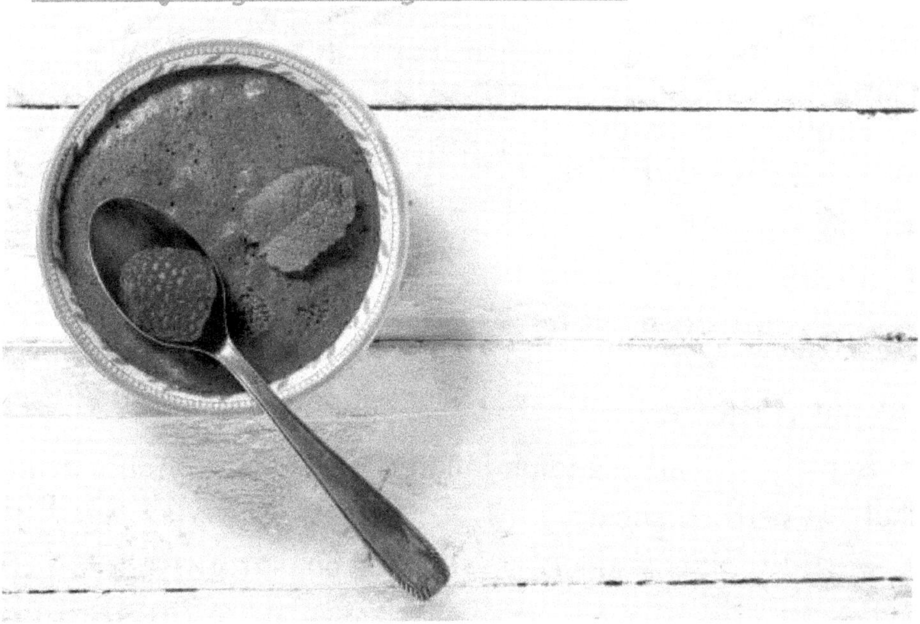

Heildartími: 40 MÍN| Berið fram: 1

Hráefni:

- 1 bolli möndlumjólk
- 1 msk kakóduft
- 3 msk chiafræ
- $\frac{1}{4}$ bolli hindber
- 1 tsk agave eða xylitol

LEIÐBEININGAR:

- Blandið saman möndlumjólkinni og kakóduftinu í lítilli skál. Hrærið vel saman.
- Bætið chiafræjunum í skálina og látið standa í 5 mínútur.
- Notaðu gaffal til að fleyta chia- og kakóblöndunni og setja síðan í ísskáp til að kæla í að minnsta kosti 30 mínútur.
- Berið fram með hindberjum og ögn af agave ofan á

NÆRING: Kaloríur 230 | Heildarfita 20g | Nettó kolvetni: 4g | Prótein 15g)

9. Anaheim Pepper Gruyere vöfflur

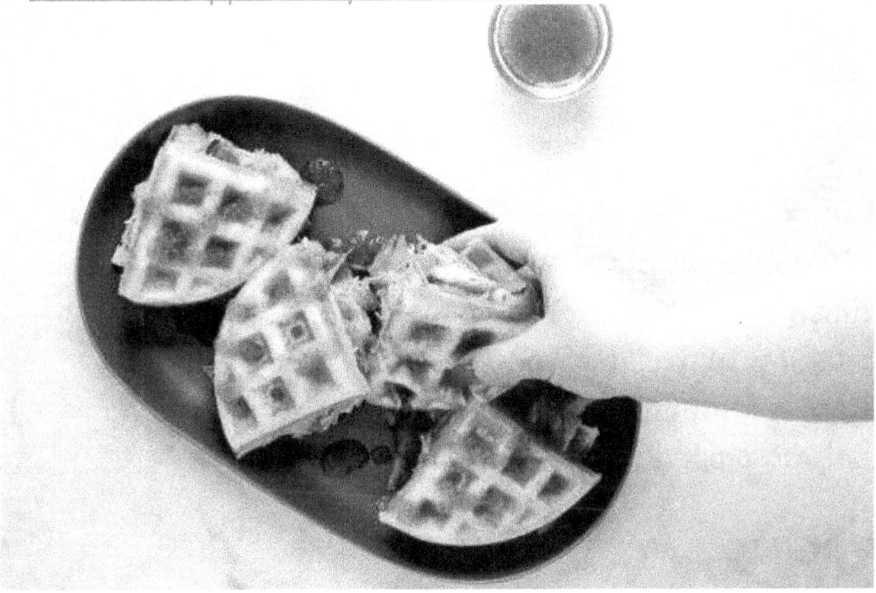

Heildartími: 16 MÍN| Afgreiðsla: 2

Hráefni:

- 1 lítil Anaheim pipar
- 3 egg
- 1/4 bolli rjómaostur
- 1/4 bolli Gruyere ostur
- 1 msk kókosmjöl
- 1 tsk Metamucil duft
- 1 tsk lyftiduft
- Salt og pipar eftir smekk

LEIÐBEININGAR:

- Blandið öllu hráefninu saman nema ostinum og Anaheim piparnum í blandara. Þegar hráefninu hefur verið blandað vel saman skaltu bæta við osti og pipar. Blandið vel saman þar til allt hráefni hefur blandast vel saman.
- Hitaðu vöfflujárnið þitt; hellið vöfflublöndunni yfir og eldið í 5-6 mínútur. Berið fram heitt.

NÆRING: Kaloríur 223,55 | Heildarfita 17g | Nettó kolvetni: 5,50g | Prótein 11g)

10.Hnetukenndur kakókorn

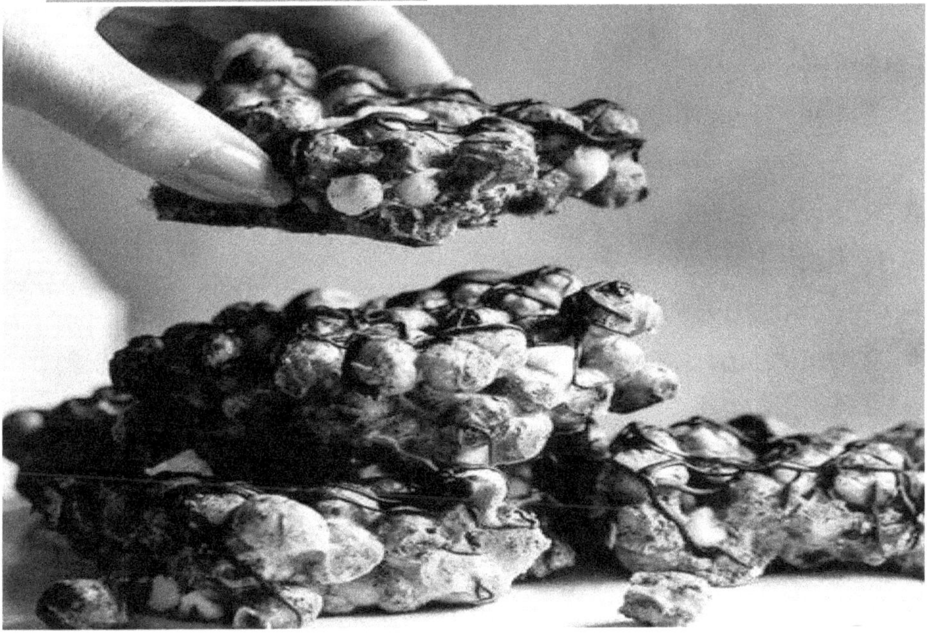

Heildartími: 12 MÍN| Afgreiðsla: 2

Hráefni:

- 3 tsk lífrænt smjör
- ¾ bolli ristaðar valhnetur, gróft saxaðar
- ¾ bolli ristaðar macadamia hnetur, gróft saxaðar
- ½ bolli kókosrif, ósykrað
- ½ msk stevía (má sleppa)
- 2 bollar möndlumjólk
- 1/8 tsk salt

LEIÐBEININGAR:

- Bræðið smjörið í potti við meðalhita. Bætið ristuðu hnetunum í pottinn og hrærið í 2 mínútur.
- Bætið kókoshnetunni út í pottinn og haltu áfram að hræra til að tryggja að hráefnið brenni ekki.
- Dreypið stevíu yfir (ef það er notað) og hellið svo mjólkinni í pottinn. Bætið salti við. Hrærið aftur og slökkvið á hitanum.
- Leyfðu því að hvíla í 10 mínútur til að leyfa innihaldsefnunum að liggja í bleyti í mjólkinni áður en það er borið fram.

NÆRING: Kaloríur 515 | Heildarfita 50,3g | Nettó kolvetni: 14,4g | Prótein 6,5 g | Trefjar: 7,3 g)

11. Morgunverður Tacos

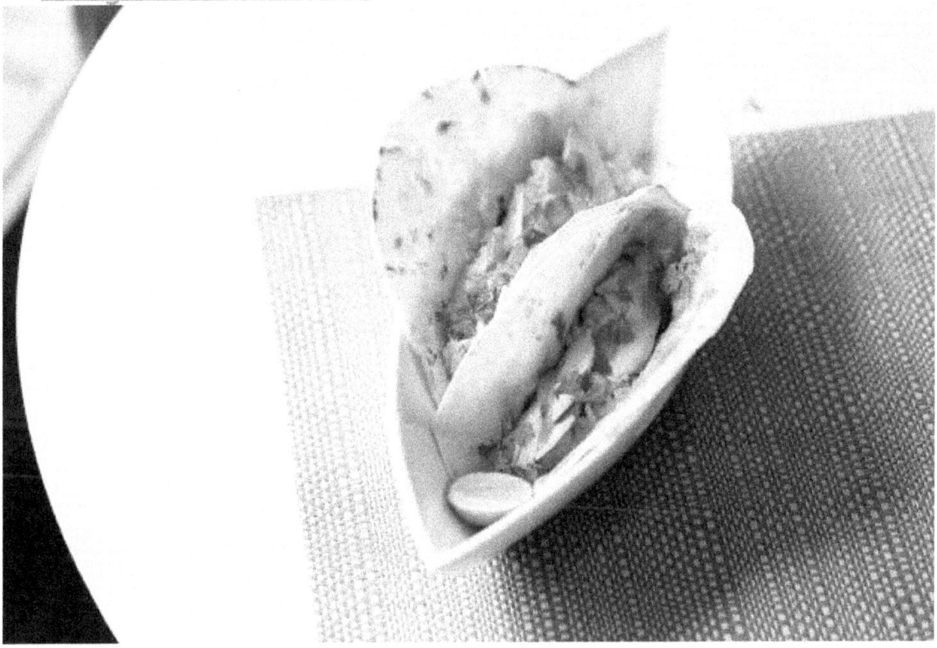

Heildartími: 25 MÍN| Afgreiðsla: 3

Hráefni:

- 3 ræmur af beikoni
- 1 bolli mozzarella ostur, rifinn
- 2 msk smjör
- 6 egg
- Salt og pipar
- ½ avókadó, í teningum
- 1 oz cheddar ostur, rifinn

LEIÐBEININGAR:

- Eldið beikon þar til það er stökkt, setjið til hliðar þar til þarf.
- Hitið non-stick pönnu og setjið 1/3 bolla mozzarella á pönnuna og eldið í 3 mínútur þar til brúnt er í kringum brúnirnar. Settu tréskeið í skál eða pott og notaðu töng til að lyfta osta-tacoinu upp úr pottinum. Endurtaktu með afgangi af osti.
- Bræðið smjör á pönnu og hrærið eggjum; notaðu pipar og salt til að krydda.
- Setjið egg í hertar skeljar og toppið með avókadó og beikoni.
- Toppið með cheddar og berið fram.

NÆRING: Kaloríur 443 | Heildarfita 36,2g | Nettó kolvetni: 3g | Prótein 25,7g | Trefjar: 1,7g)

12. Ostandi beikon og graslaukseggjakaka

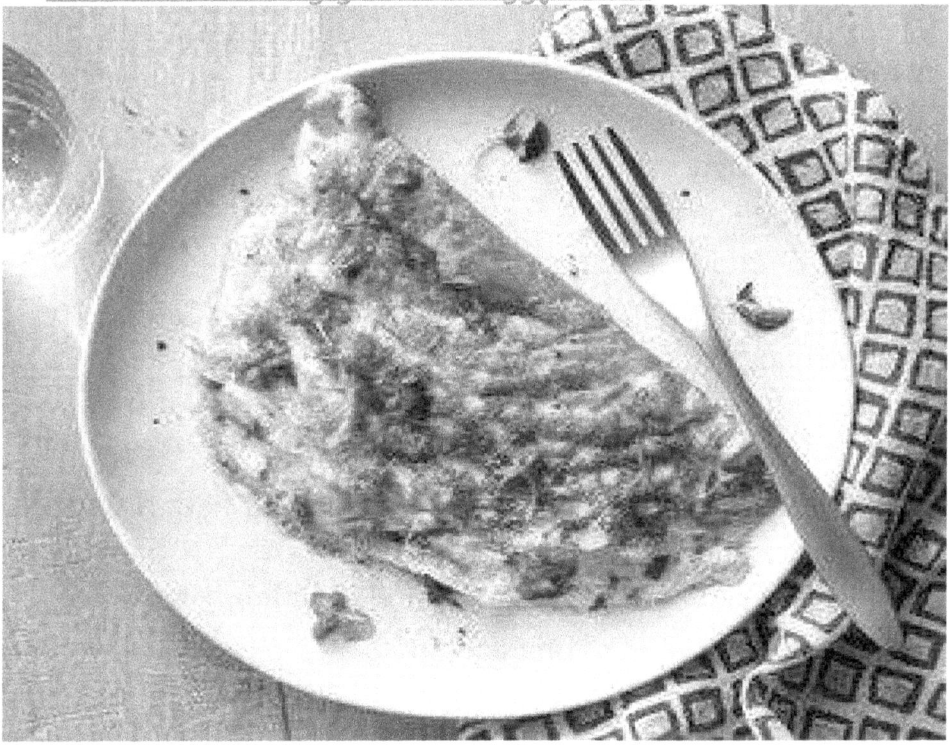

Heildartími: 30 MÍN| Berið fram: 1

Hráefni:

- 2 egg, stór
- Salt og pipar
- 1 tsk beikonfita
- 1 oz cheddar ostur
- 2 beikonsneiðar, soðnar
- 2 stilkar graslaukur

LEIÐBEININGAR:

- Þeytið egg saman og bætið pipar og salti eftir smekk. Saxið graslauk og rifinn ost.
- Hitið pönnu og eldið beikonfitu þar til hún er heit.
- Bætið eggjum í pottinn og toppið með graslauk. Eldið þar til brúnirnar byrja að stífna, bætið þá beikoni við og eldið í 30-60 sekúndur.
- Bætið við osti og nokkrum graslauk til viðbótar. Notaðu spaða til að brjóta saman í tvennt. Ýttu á til að innsigla og snúðu við.
- Berið fram strax.

NÆRING: Kaloríur 463 | Heildarfita 39g | Nettó kolvetni: 1g | Prótein 24g | Trefjar 0g)

13. Pizza vöfflur

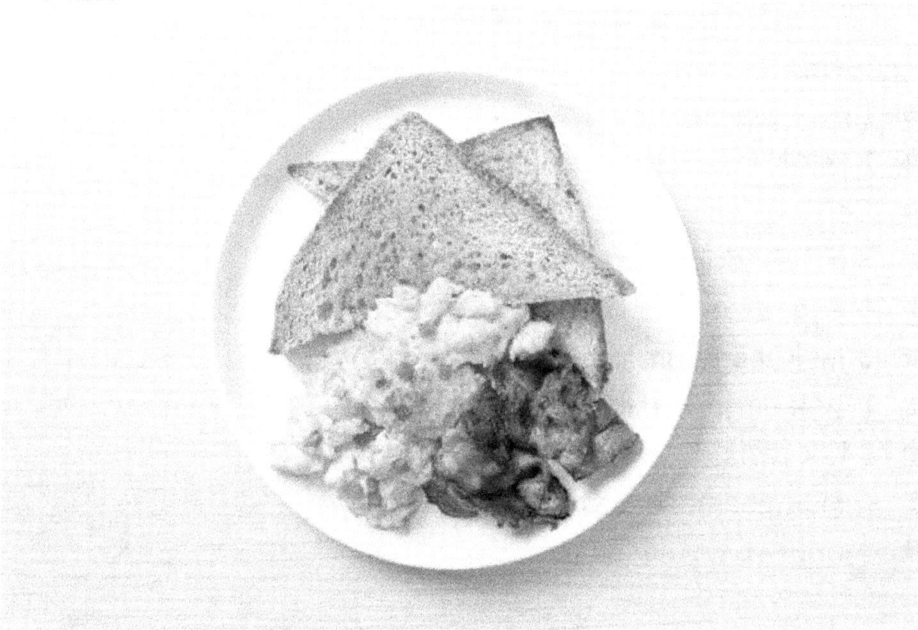

Heildartími: 30 MÍN| Afgreiðsla: 2

Hráefni:

- 1 msk psyllium hýði
- 1 tsk lyftiduft
- Salt
- 3 oz cheddar ostur
- 4 egg, stór
- 3 msk möndlumjöl
- 1 msk smjör, lífrænt
- 1 tsk ítalskt krydd
- 4 msk parmesanostur
- ½ bolli tómatsósa

LEIÐBEININGAR:

- Bætið öllu hráefninu í skál nema osti og tómatsósu. Notaðu hrærivél eða blöndunartæki til að blanda saman þar til blandan er orðin þykk.
- Hitið vöfflujárn og notið blönduna til að búa til tvær vöfflur.
- Setjið vöfflur á klædda ofnplötu og toppið með tómatsósu og osti (skiptið jafnt). Steikið í 3 mínútur eða þar til osturinn er bráðinn.
- Berið fram.

NÆRING: Kaloríur 525,5 | Heildarfita 41,5g | Nettó kolvetni: 5g | Prótein 29g | Trefjar 5,5g)

14. Ansjósu, spínat og aspas eggjakaka

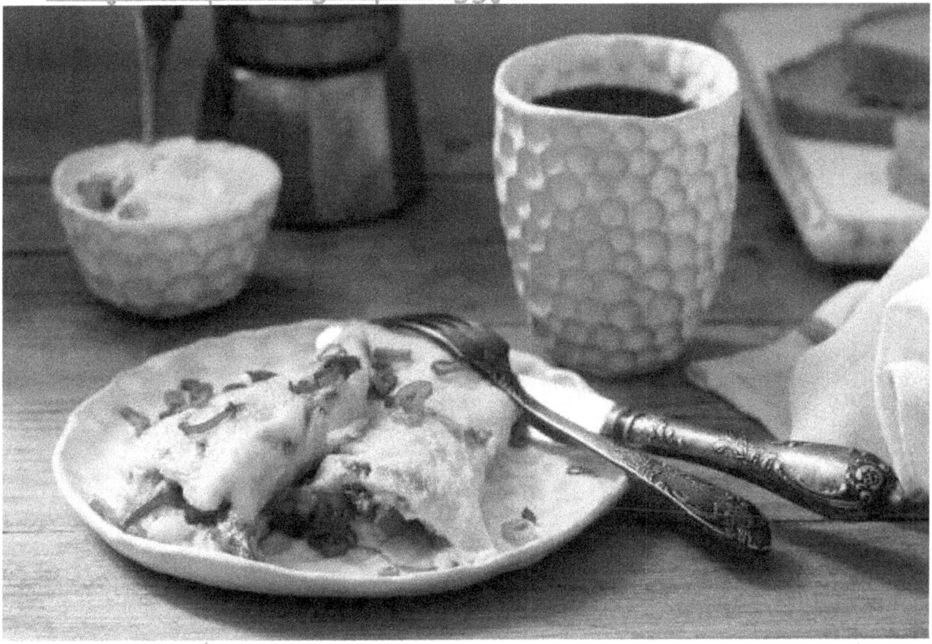

Heildartími: 23 MÍN| Afgreiðsla: 2

Hráefni:

- 2 oz ansjósur í ólífuolíu
- 2 lífræn egg
- 3/4 bolli af spínati
- 4 marineraðir aspas
- Keltneskt sjávarsalt
- Nýmalaður svartur pipar
-

LEIÐBEININGAR:

- Forhitaðu ofninn í 375 F.
- Setjið ansjósuna í botninn á ofnforminu.
- Þeytið eggin í skál og hellið ofan á fiskinn. Bætið spínatinu og söxuðum aspas ofan á.
- Kryddið með salti og pipar eftir smekk.
- Bakið í forhituðum ofni í um það bil 10 mínútur.
- Berið fram heitt.

NÆRING: Kaloríur 83 | Heildarfita 4,91g | Nettó kolvetni: 2,28g | Prótein 7,5 g)

15. Haust Zero-Belly Graskerbrauð

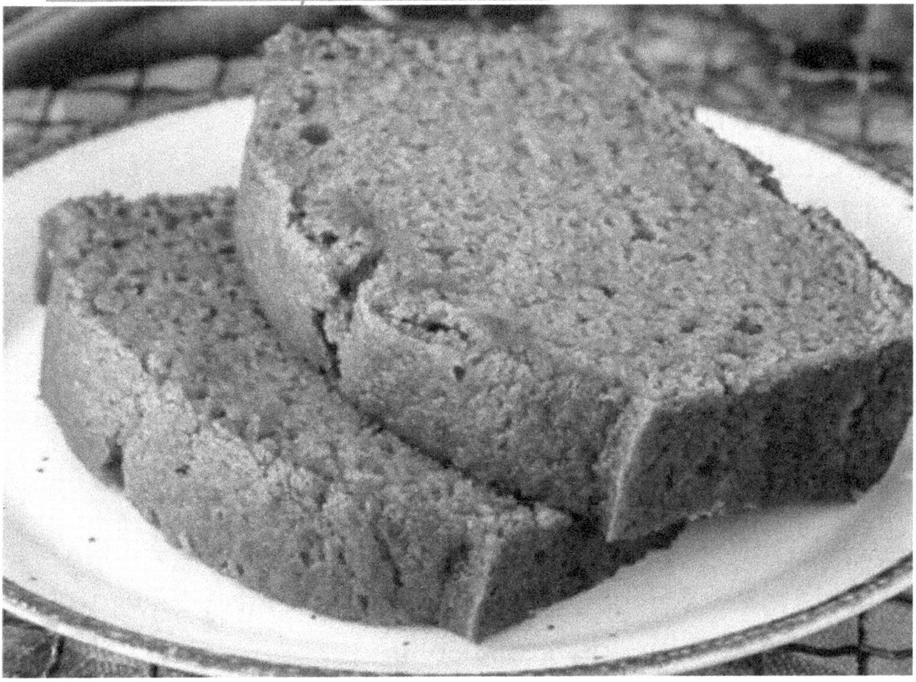

Heildartími: 1 HR 30 MIN| Afgreiðsla: 2

Hráefni:

- 3 eggjahvítur
- 1/2 bolli kókosmjólk
- 1 1/2 bollar möndlumjöl
- 1/2 bolli graskersmauk
- 2 tsk lyftiduft
- 1 1/2 tsk Graskerbökukrydd
- 1/2 tsk Kosher salt
- Kókosolía til smurningar

LEIÐBEININGAR:

- Forhitaðu ofninn þinn í 350F. Smyrjið venjulegt brauðform með bræddri kókosolíu.
- Sigtið allt þurrt hráefni í stóra skál.
- Bætið graskersmauki og kókosmjólk í aðra skál og blandið vel saman. Þeytið eggjahvíturnar í sérstakri skál. Blandið eggjahvítum saman við og blandið varlega saman við deigið.
- Dreifið deiginu í tilbúna brauðformið.
- Bakið brauðið í 75 mínútur. Þegar það er tilbúið skaltu taka brauð úr ofninum og láta kólna.
- Skerið í sneiðar og berið fram.

NÆRING: Kaloríur 197 | Heildarfita 16g | Nettó kolvetni: 8,18g | Prótein 7,2g)

16. Frosinn Zero-Belly ccino

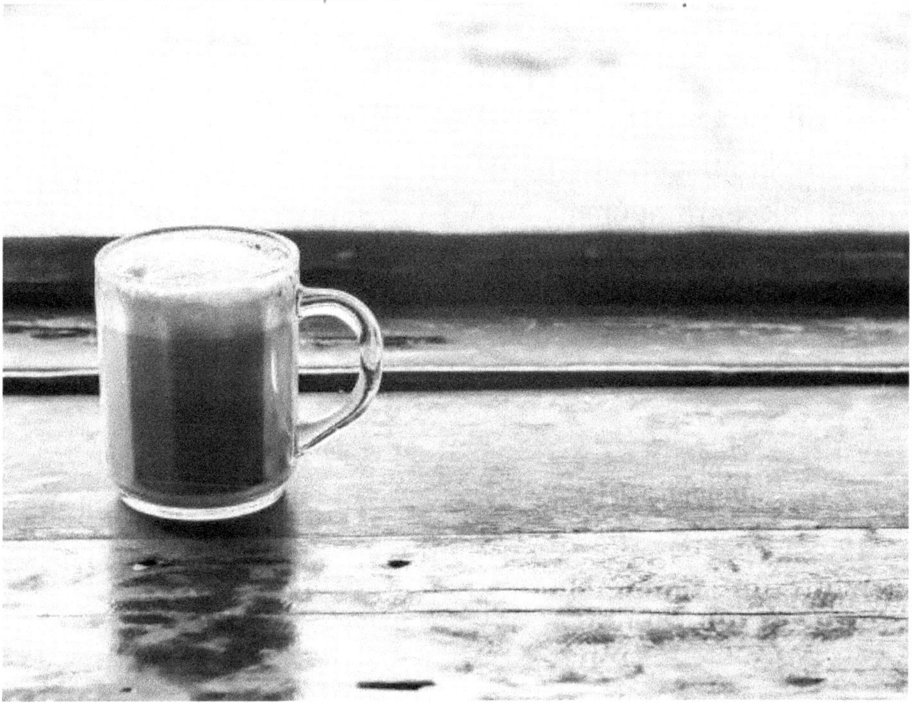

Heildartími: 10 MÍN| Berið fram: 1

Hráefni:

- 1 bolli kalt kaffi
- 1/3 bolli þungur rjómi
- 1/4 tsk xantangúmmí
- 1 tsk hreint vanilluþykkni
- 1 msk xylitol
- 6 ísmolar
-

LEIÐBEININGAR:

- Settu allt hráefnið í blandarann þinn.
- Blandið þar til allt hráefnið hefur blandast vel saman og orðið slétt.
- Berið fram og njótið.

NÆRING: Kaloríur 287 | Heildarfita 29g | Nettó kolvetni: 2,76g | Prótein 1,91 g)

17. Sæt & Rjómalöguð egg

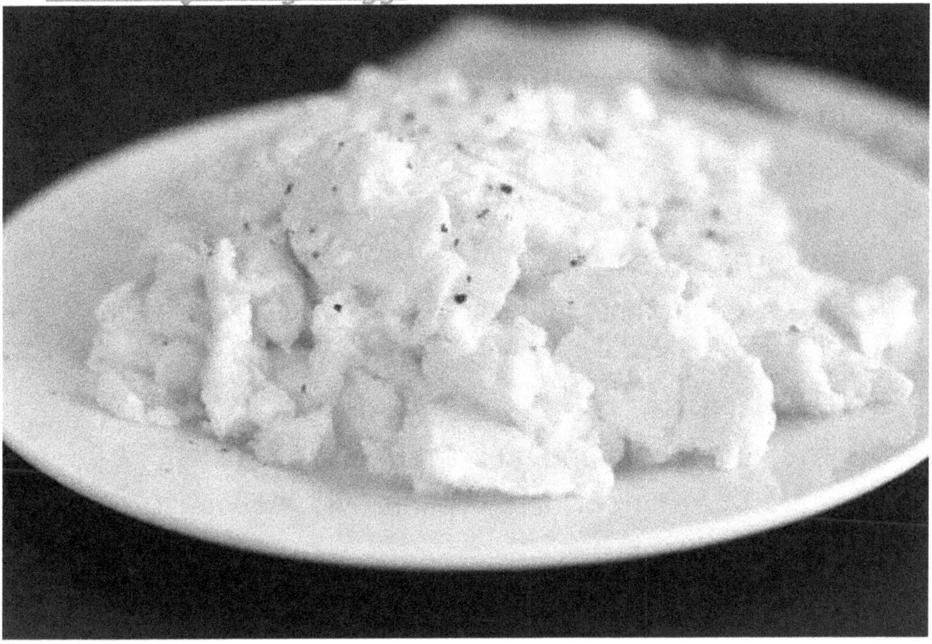

Heildartími: 17 MÍN| Berið fram: 1

Hráefni:

- 2 lífræn egg
- 1/3 bolli þungur rjómi, helst lífrænt
- ½ msk stevía
- 2 msk lífrænt smjör
- 1/8 tsk kanill, malaður

LEIÐBEININGAR:

- Þeytið eggin, rjómann og sætuefnið í litla skál.
- Bræðið lífræna smjörið á pönnu við meðalhita og hellið svo eggjablöndunni út í.
- Hrærið og eldið þar til eggin byrja að þykkna og setjið síðan yfir í skál.
- Stráið kanil yfir áður en borið er fram.

NÆRING: Kaloríur 561 | Heildarfita 53,6g | Nettó kolvetni: 6,4g | Prótein 15g)

18.Zero-Belly haframjöl

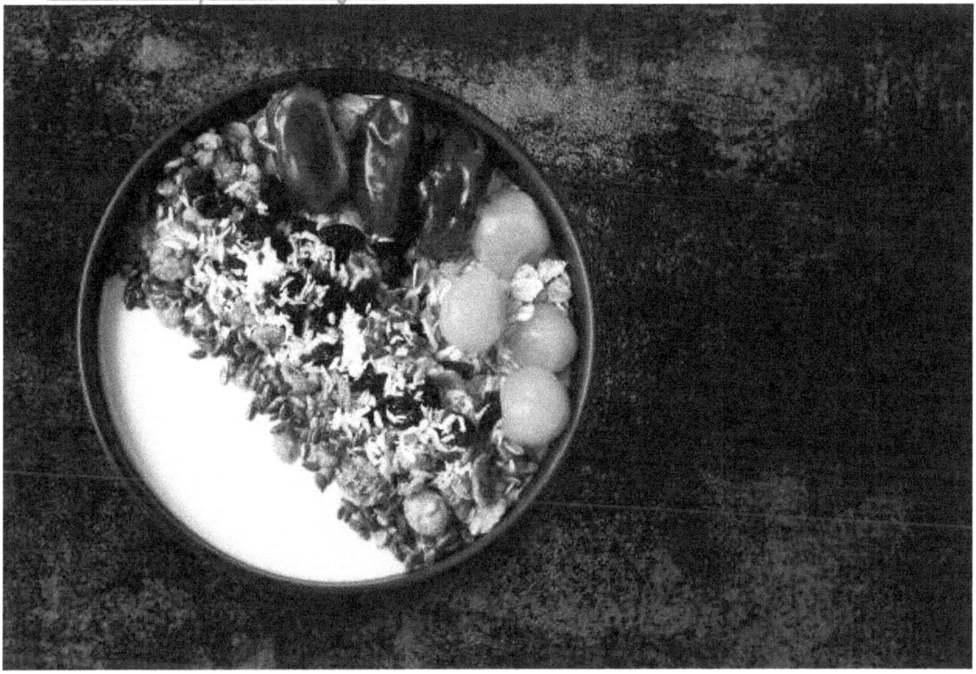

Heildartími : 20 MÍN | **Afgreiðsla: 5**

Hráefni:

- 1/3 bolli möndlur, flögur
- 1/3 bolli ósykraðar kókosflögur
- $\frac{1}{4}$ bolli chiafræ
- 2 msk erýtrítól
- $\frac{1}{4}$ bolli kókos, rifið, ósykrað
- 1 bolli möndlumjólk
- 1 tsk vanilla, sykurlaus
- 10 dropar af stevia þykkni
- $\frac{1}{2}$ bolli þungur þeyttur rjómi, þeyttur

LEIÐBEININGAR:

- Setjið möndlur og kókosflögur í pott og ristið í 3 mínútur þar til ilmandi.
- Settu ristað hráefni í skál ásamt chia fræjum, erythritol og rifnum kókoshnetu; blandið saman til að sameina.
- Toppið með mjólk og hrærið. Þú getur notað heita eða kalda mjólk eftir því sem þú vilt.
- Bætið vanillu og stevíu út í, hrærið og setjið til hliðar í 5-10 mínútur.
- Berið fram toppað með þeyttum rjóma.

NÆRING: Kaloríur 277 | Heildarfita 25,6g | Nettó kolvetni: 16,4g | Prótein 5,5 g | Trefjar: 7,5 g)

19. Deighúðaður Cheddar ostur

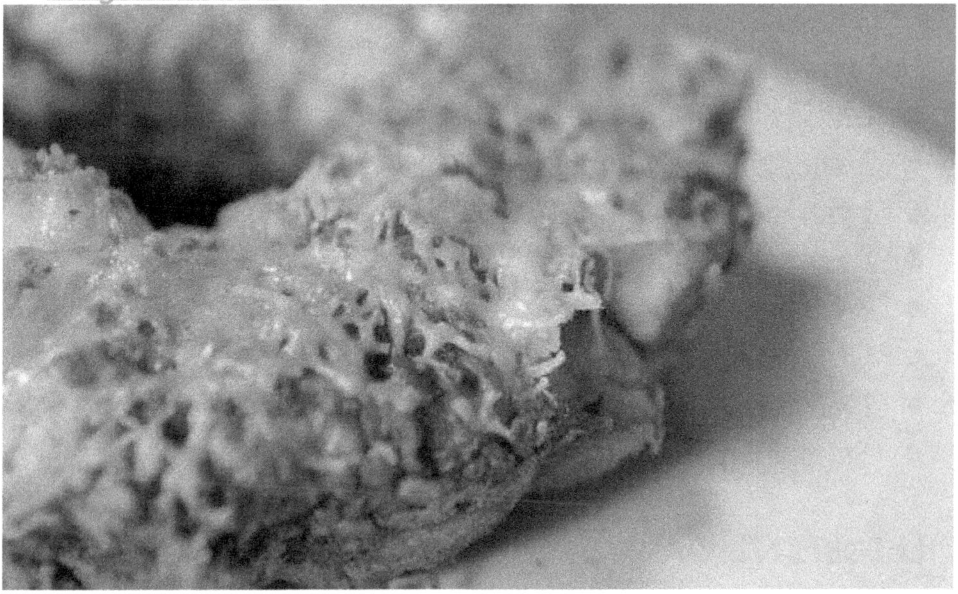

Heildartími: 23 MÍN| Berið fram: 1

Hráefni:

- 1 stórt egg
- 2 sneiðar Cheddar ostur
- 1 tsk malaðar valhnetur
- 1 tsk möluð hörfræ
- 2 tsk möndlumjöl
- 1 tsk hampi fræ
- 1 matskeið ólífuolía
- Salt og pipar eftir smekk

LEIÐBEININGAR:

- Í lítilli skál, þeytið egg saman við salti og pipar.
- Hitið matskeið af ólífuolíu á pönnu, við meðalhita.
- Blandið möluðu hörfræinu saman við möluðu valhneturnar, hampfræin og möndlumjölið í sérstakri skál.
- Húðaðu cheddarsneiðunum með eggjablöndunni, rúllaðu síðan upp í þurrblönduna og steiktu ostinn í um það bil 3 mínútur á hvorri hlið. Berið fram heitt.

NÆRING: Kaloríur 509 | Heildarfita 16g | Nettó kolvetni: 2g | Prótein 21g)

20.Ostandi soðin egg

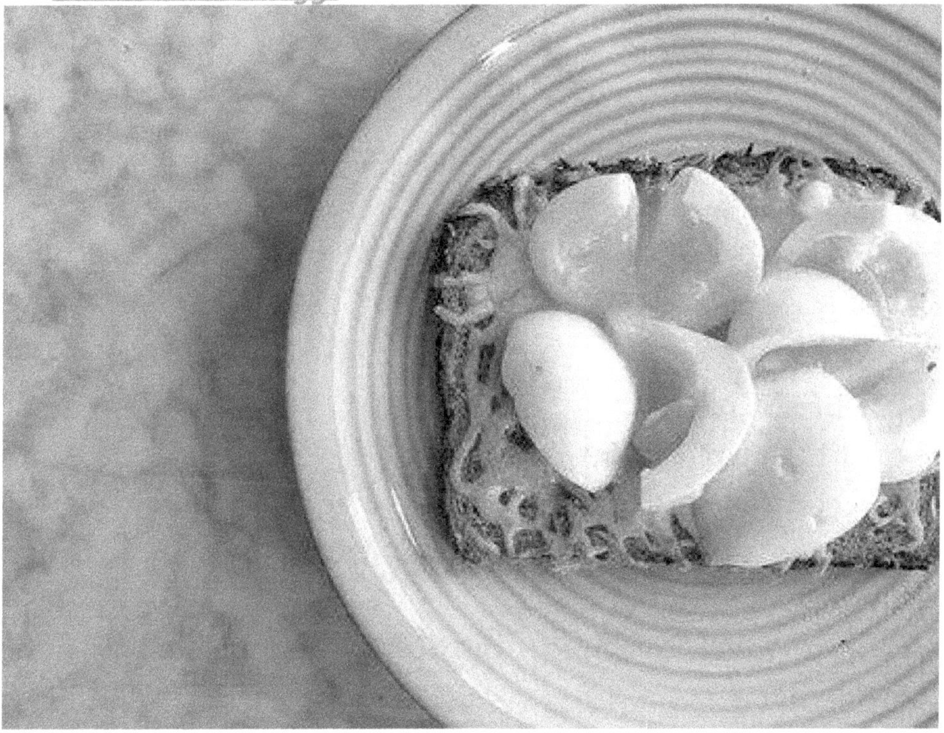

Heildartími: 27 MÍN| Afgreiðsla: 2

Hráefni:

- 3 egg
- 2 msk möndlusmjör, án hræringar
- 2 msk rjómaostur, mildaður
- 1 tsk þeyttur rjómi
- Salt og pipar eftir smekk

LEIÐBEININGAR:

- Í litlum potti harðsjóðið eggin.
- Þegar þau eru tilbúin skaltu þvo eggin með köldu vatni, afhýða og saxa. Setjið egg í skál; bætið smjöri, rjómaosti og þeyttum rjóma út í.
- Blandið vel saman og bætið við salti og pipar eftir smekk. Berið fram.

NÆRING: Kaloríur 212 | Heildarfita 19g | Nettó kolvetni: 0,75g | Prótein 7g)

21.Mahón Grænkál pylsa eggjakaka

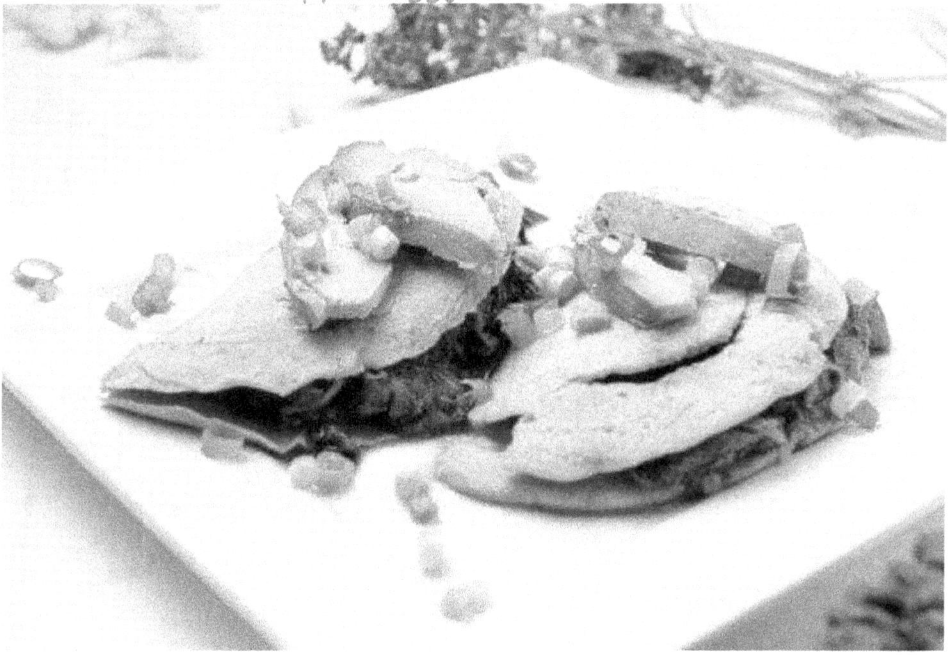

Heildartími: 40 MÍN| Þjónar: 8)

Hráefni:

- 3 kjúklingapylsur
- 2 1/2 bollar sveppir, saxaðir
- 3 bollar ferskt spínat
- 10 egg
- 1/2 tsk svartur pipar og sellerífræ
- 2 tsk heit sósa
- 1 msk hvítlauksduft
- Salt og pipar eftir smekk
- 1 1/2 bollar Mahón ostur (eða Cheddar)

LEIÐBEININGAR:

- Forhitið ofninn í 400 F.
- Saxið sveppina og kjúklingapylsuna þunnt og setjið í steypujárnspönnu. Eldið við meðalháan hita í 2-3 mínútur.
- Á meðan pylsurnar eru að eldast, saxið spínat og bætið síðan spínati og sveppum á pönnuna.
- Á meðan, blandið eggjum saman við svörtum pipar og sellerífræi, kryddi og heitri sósu í skál. Hrærið allri blöndunni vel saman.
- Blandið spínati, sveppum og pylsum saman þannig að spínatið geti visnað alveg. Kryddið með salti og pipar eftir smekk.
- Bætið að lokum ostinum ofan á.
- Hellið eggjum yfir blönduna og blandið vel saman.
- Hrærðu í blöndunni í nokkrar sekúndur og settu síðan pönnu þína í ofninn. Bakið í 10-12 mínútur og steikið síðan toppinn í 4 mínútur.

- Látið kólna í smá stund, skerið í 8 sneiðar og berið fram heitt.

NÆRING: Kaloríur 266 | Heildarfita 17g | Nettó kolvetni: 7g | Prótein 19 g)

22.Monterey Beikon-Scalions eggjakaka

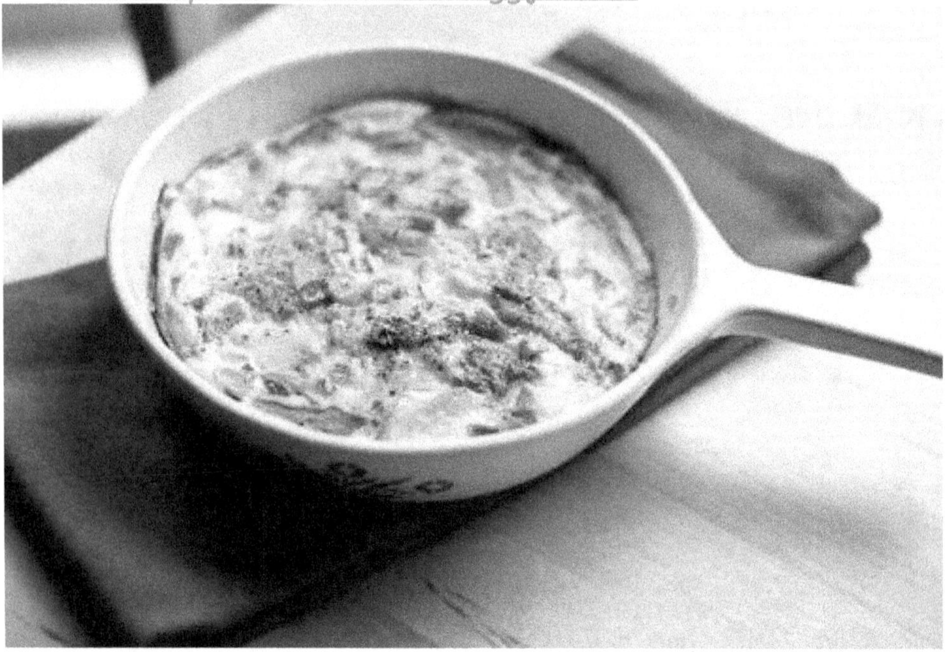

Heildartími: 30 MÍN| Afgreiðsla: 2

Hráefni:

- 2 egg
- 2 sneiðar af soðnu beikoni
- 1/4 bolli laukur, saxaður
- 1/4 bolli Monterey Jack ostur
- Salt og pipar eftir smekk
- 1 tsk smjörfeiti

LEIÐBEININGAR:

- Hitið smjörfeiti á pönnu við meðalhita. Bætið eggjum, lauk og salti og pipar eftir smekk.
- Eldið í 1-2 mínútur; bætið beikoninu út í og steikið í 30 - 45 sekúndur lengur. Slökktu á hitanum á eldavélinni.
- Ofan á beikonið er ostur settur. Taktu síðan tvo brúna af eggjakökunni og brjóttu þeim saman við ostinn. Haltu brúnunum þar í smá stund þar sem osturinn þarf að bráðna að hluta. Gerðu það sama við hitt eggið og látið malla á heitri pönnu í smá stund.
- Berið fram heitt.

NÆRING: Kaloríur 321 | Heildarfita 28g | Nettó kolvetni: 1,62g | Prótein 14g)

23. Reykt kalkúna beikon og avókadó muffins

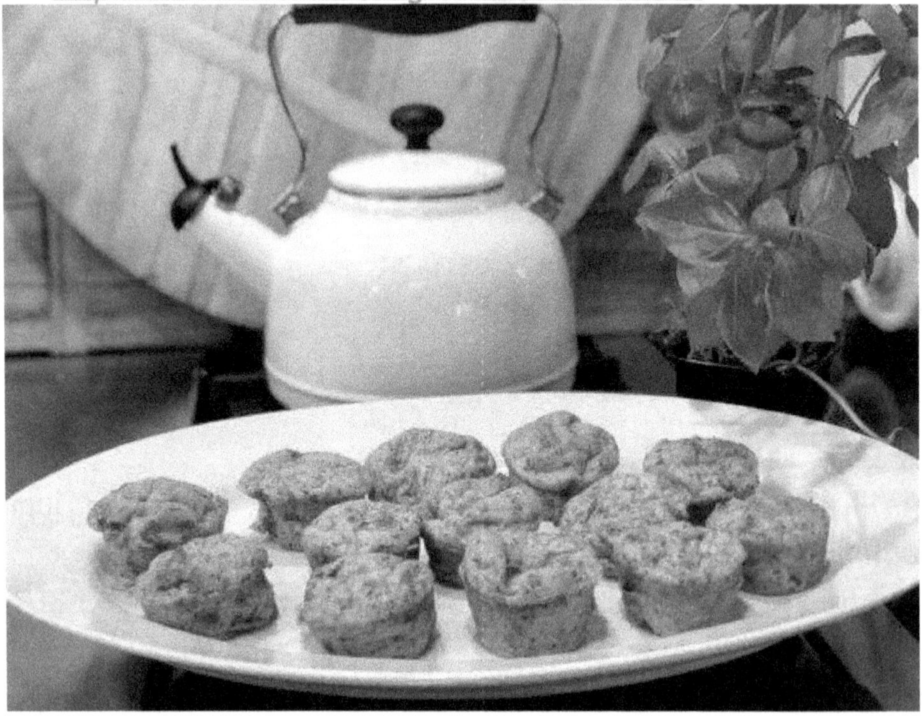

Heildartími: 45 MÍN| Þjónar: 16)

Hráefni:

- 6 sneiðar af reyktu kalkúnabeikoni
- 2 msk smjör
- 3 vorlaukar
- 1/2 bolli cheddar ostur
- 1 tsk lyftiduft
- 1 1/2 bollar kókosmjólk
- 5 egg
- 1 1/2 msk Metamucil duft
- 1/2 bolli möndlumjöl
- 1/4 bolli hörfræ
- 1 tsk hakkaður hvítlaukur
- 2 tsk þurrkuð steinselja
- 1/4 tsk rautt chiliduft
- 1 1/2 msk sítrónusafi
- Salt og pipar eftir smekk
- 2 meðalstór avókadó

LEIÐBEININGAR:

- Forhitið ofninn í 350 F.
- Á pönnu við miðlungs lágan hita, eldið beikonið með smjörinu þar til það er stökkt. Bætið vorlauknum, ostinum og lyftiduftinu út í.
- Blandið saman kókosmjólk, eggjum, Metamucil dufti, möndlumjöli, hör, kryddi og sítrónusafa í skál. Slökkvið á hitanum og látið kólna. Myljið síðan beikonið og bætið allri fitunni út í eggjablönduna.
- Hreinsið og saxið avókadó og blandið saman við blönduna.

- Mælið deigið í bollakökuskúffu sem hefur verið úðað eða smurt með nonstick úða og bakið í 25-26 mínútur.
- Þegar tilbúið er látið kólna og bera fram heitt eða kalt.

NÆRING: Kaloríur 184 | Heildarfita 16g | Nettó kolvetni: 5,51g | Prótein 5,89 g)

24. Chorizo morgunverður paprikur

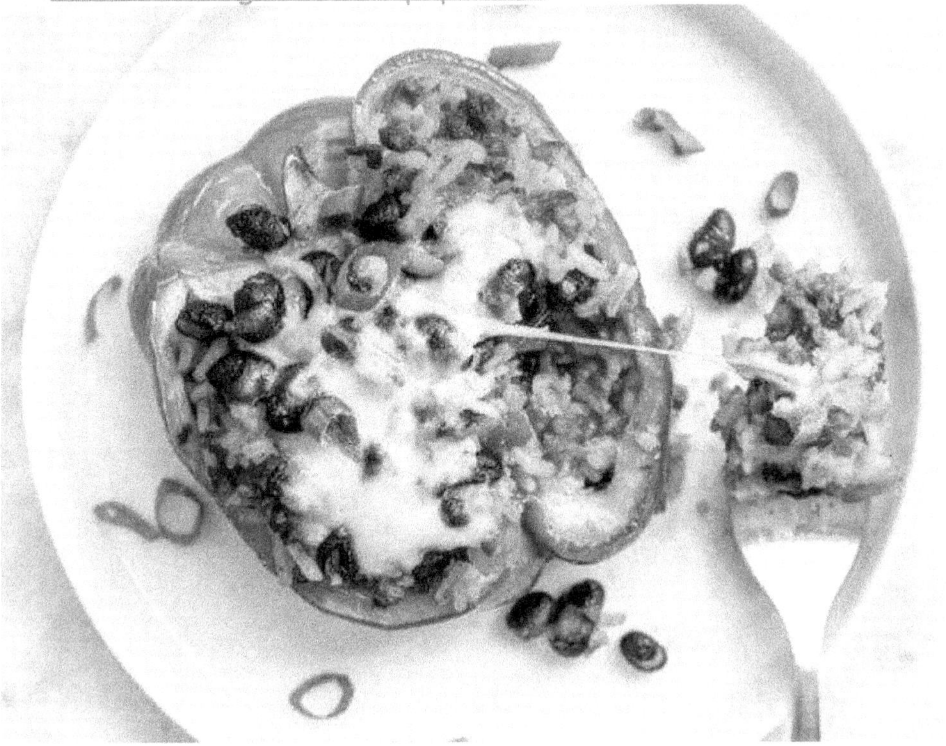

Heildartími: 25 MÍN| Afgreiðsla: 2

Hráefni:

- ½ msk ghee
- 1 laukur, saxaður
- 2 hvítlauksgeirar
- 6 lífræn egg
- ¼ bolli möndlumjólk, ósykrað
- 1 bolli cheddar ostur, rifinn
- Salt og pipar eftir smekk
- 3 stórar paprikur, skornar í tvennt, kjarni og fræ fjarlægð
- ½ pund. krydduð chorizo pylsa, mulin

LEIÐBEININGAR:

- Sjá hér að ofan tvær 350 F.
- Hitið ghee á non-stick pönnu við miðlungshita og eldið chorizo molana. Setja til hliðar
- Notaðu sömu pönnu, bætið lauknum og hvítlauknum út í og steikið í nokkrar mínútur. Slökkvið á hitanum og setjið til hliðar.
- Hrærið saman eggjum, mjólk, cheddar í skál og kryddið með salti og pipar.
- Bætið chorizo út í skálina með eggjunum og hrærið vel.
- Settu paprikuhelmingana í ofnþolið fat fyllt með ¼ tommu af vatni.
- Hellið chorizo og eggjablöndunni ofan í paprikuna og setjið fatið inn í ofninn til að bakast í 35 mínútur.
- Berið fram heitt.

NÆRING: Kaloríur 631 | Heildarfita 46g | Nettó kolvetni: 13g | Prótein 44g | Trefjar: 3,5 g)

25.Rjómalöguð súkkó- og avókadómús

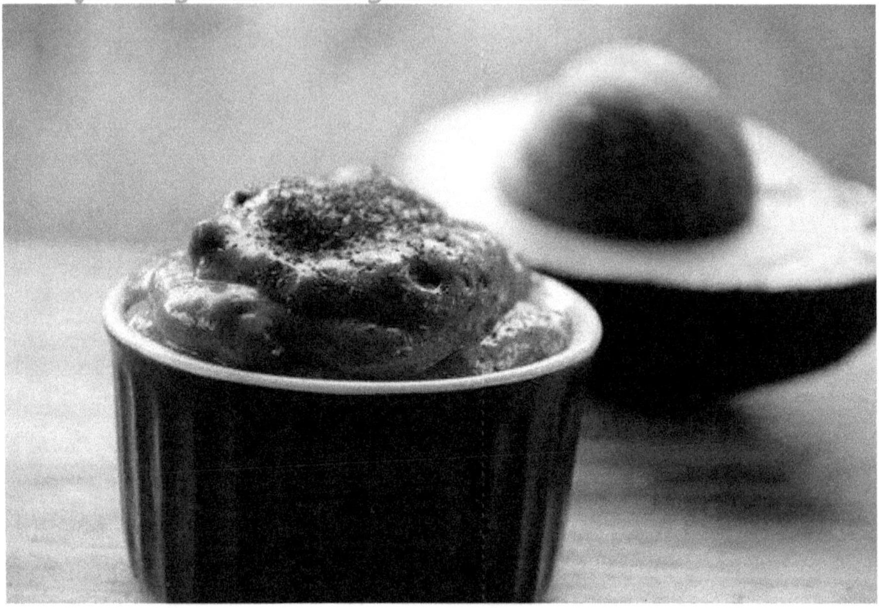

Heildartími: 50 MÍN| Afgreiðsla: 2

Hráefni:

- 2 þroskuð avókadó
- 1/3 bolli kakóduft
- ½ tsk chiafræ
- 1 tsk vanilluþykkni
- 10 dropar Stevie
- 3 msk kókosolía

LEIÐBEININGAR:

- Setjið allt hráefnið í blandara og blandið þar til slétt.
- Hellið blöndunni í skál og setjið í ísskáp til að kólna í 40 mínútur eða lengur.
- Berið fram kælt.

NÆRING: Kaloríur 462 | Heildarfita 46g | Nettó kolvetni: 15g | Prótein 6g | Trefjar 1,2 g)

26. Sýrður rjómaostapönnukökur

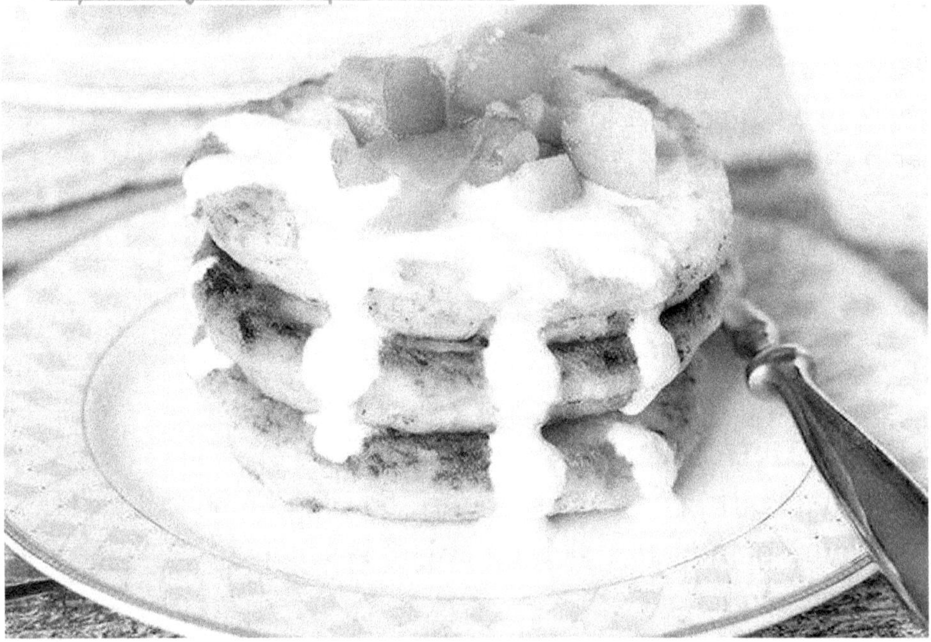

Heildartími: 30 MÍN| Afgreiðsla: 2

Hráefni:

- 2 egg
- 1/4 bolli rjómaostur
- 1 msk kókosmjöl
- 1 tsk malað engifer
- 1/2 bolli fljótandi Stevie
- Kókosolía
- Sykurlaust hlynsíróp

LEIÐBEININGAR:

- Í djúpri skál, þeytið allt hráefnið saman þar til það er slétt.
- Hitið pönnu með olíu á miðlungs hátt. Hellið deiginu og hellið heitri olíu út í.
- Eldið á annarri hliðinni og snúið svo við. Toppið með sykurlausu hlynsírópi og berið fram.

NÆRING: Kaloríur 170 | Heildarfita 13g | Nettó kolvetni: 4g | Prótein 6,90 g)

27. Vesúvíus eggjahræra með Provolone

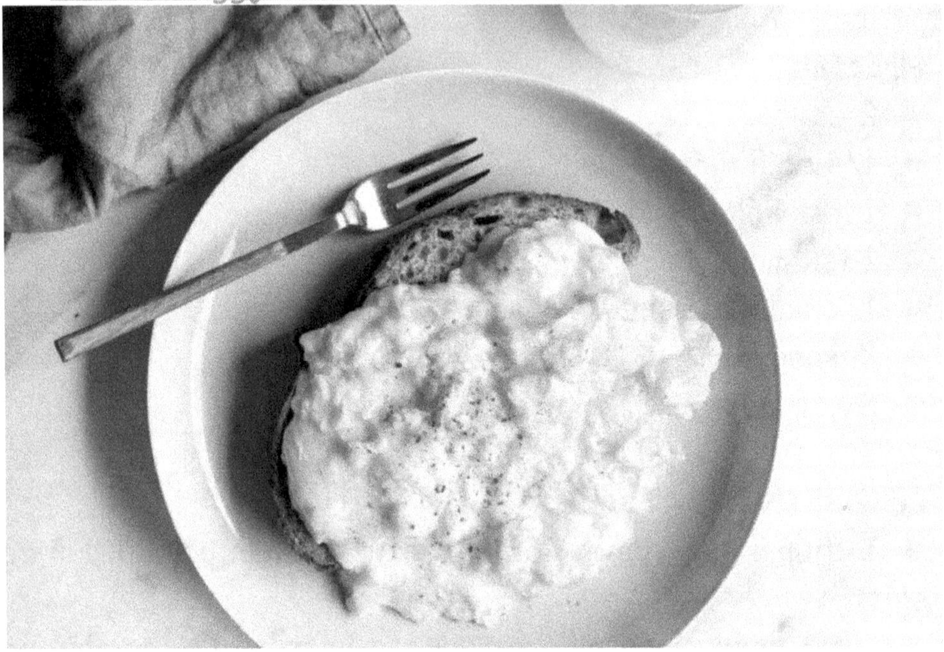

Heildartími: 15 MÍN| Afgreiðsla: 2

Hráefni:

- 2 stór egg
- 3/4 bolli Provolone ostur
- 1,76 únsur. loftþurrkað salami
- 1 tsk ferskt rósmarín (hakkað)
- 1 matskeið ólífuolía
- Salt og pipar eftir smekk
-

LEIÐBEININGAR:

- Steikið saxað salamí á litilli pönnu með ólífuolíu.
- Í millitíðinni, þeytið eggin í lítilli skál, bætið síðan salti, pipar og fersku rósmaríni út í.
- Bætið provolone ostinum út í og blandið vel saman með gaffli.
- Hellið eggjablöndunni á pönnuna með salami og eldið í um 5 mínútur. Berið fram heitt.

NÆRING: Kaloríur 396 | Heildarfita 32,4g | Nettó kolvetni: 2,8g | Prótein 26,1g | Trefjar: 0,3 g)

28.Yndislegar grasker hörfræ muffins

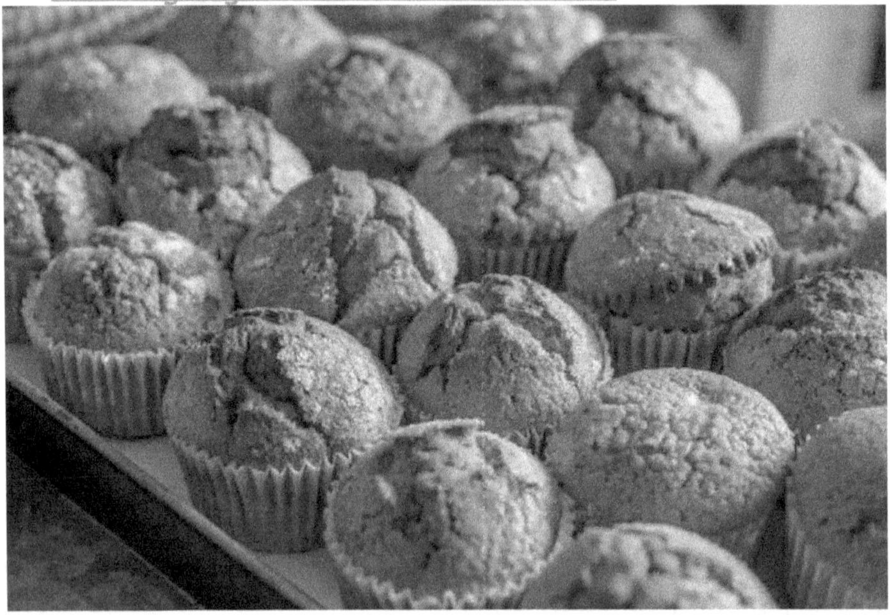

Heildartími: 25 MÍN| Afgreiðsla: 2

Hráefni:

- 1 egg
- 1 1/4 bollar hörfræ (mulin)
- 1 bolli graskersmauk
- 1 msk graskersbökukrydd
- 2 msk kókosolía
- 1/2 bolli sætuefni að eigin vali
- 1 tsk lyftiduft
- 2 tsk kanill
- 1/2 tsk eplaedik
- 1/2 tsk vanilluþykkni
- Salt tvo lykla

LEIÐBEININGAR:

- Forhitaðu ofninn þinn í 360 F.
- Fyrst skaltu mala hörfræin í nokkrar sekúndur.
- Setjið saman öll þurrefnin og hrærið.
- Bætið síðan graskersmaukinu út í og blandið saman.
- Bætið vanilluþykkni og graskerskryddi út í.
- Bætið kókosolíu, eggi og eplaediki út í. Bætið við sætuefni að eigin vali og hrærið aftur.
- Bætið hrúgaðri matskeið af deigi í hverja fóðruðu muffins eða bollaköku og toppið með nokkrum graskersfræjum.
- Bakið í um 18 - 20 mínútur. Berið fram heitt.

NÆRING: Kaloríur 43| Heildarfita 5,34g | Nettó kolvetni: 3g | Prótein 1g | Trefjar: 1 g)

29.Bakað skinka og grænkál hrærð egg

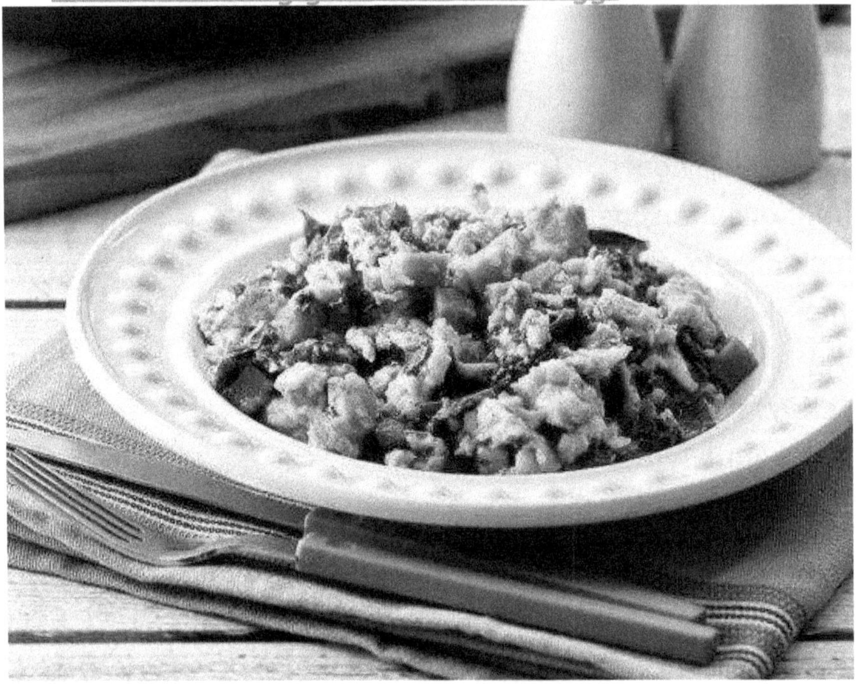

Heildartími: 40 MÍN| Afgreiðsla: 2

Hráefni:

- 5 aura skinka í teningum
- 2 meðalstór egg
- 1 grænn laukur, smátt saxaður
- 1/2 bolli grænkálslauf, saxað
- 1 hvítlauksgeiri, pressaður
- 1 grænt chili, smátt saxað
- 4 tilbúnar ristaðar paprikur
- Klípa cayenne pipar
- 1 matskeið ólífuolía
- 1/2 dós af vatni

LEIÐBEININGAR:

- Hitið ofninn í 360 F.
- Hitið olíuna á litilli eldfastri pönnu. Bætið við grænum lauk og steikið í 4-5 mínútur þar til hann er mjúkur.
- Hrærið hvítlauk og chili saman við og eldið í nokkrar mínútur í viðbót.
- Bætið við 1/2 bolla af vatni. Kryddið vel og hrærið tilbúnu ristuðu paprikunni og skinkunni saman við. Látið suðuna koma upp og eldið í 10 mínútur.
- Bætið grænkálinu út í, hrærið í gegnum til að visna.
- Þeytið eggin í litilli skál með klípu af cayenne og hellið á pönnuna ásamt öðru hráefni.
- Settu pönnuna yfir í ofninn og bakaðu í 10 mínútur.
- Berið fram heitt.

NÆRING: Kaloríur 251| Heildarfita 15,74g | Nettó kolvetni: 3,8g | Prótein 22g | Trefjar: 0,8g)

30.Paprika og skinku eggjakaka

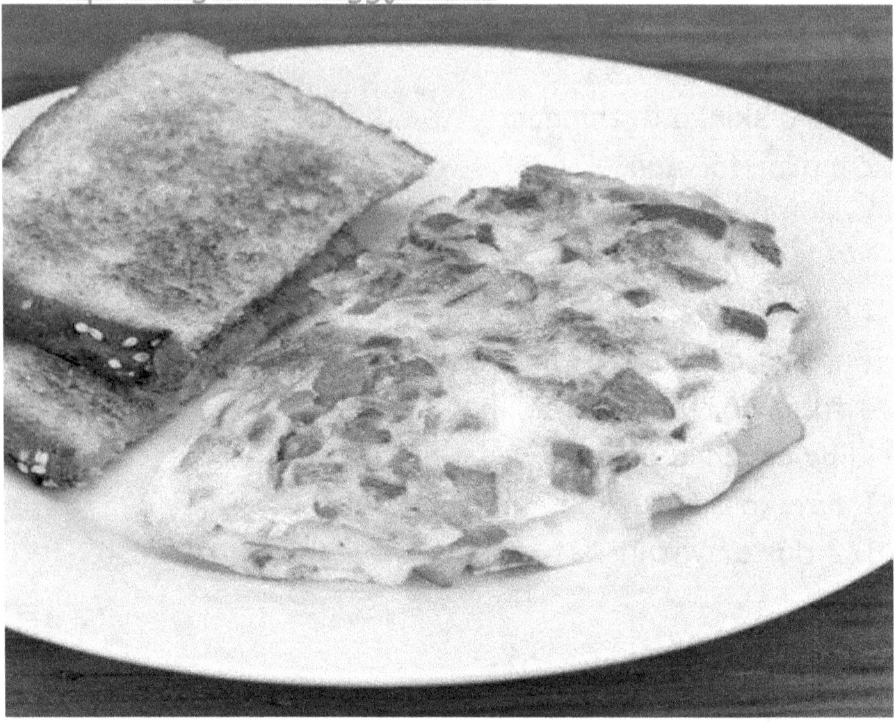

Heildartími: 30 MÍN| Afgreiðsla: 2

Hráefni:

- 4 stór egg
- 1 bolli græn paprika, saxuð
- 1/4 pund skinka, soðin og skorin í teninga
- 1 grænn laukur, skorinn í bita
- 1 tsk kókosolía
- Salt og nýmalaður pipar eftir smekk

LEIÐBEININGAR:

- Þvoið og saxið grænmeti. Setja til hliðar.
- Þeytið eggin í litla skál. Setja til hliðar.
- Hitið eldfasta pönnu yfir meðalhita og bætið við kókosolíu. Hellið helmingnum af þeyttu eggjunum í pönnuna.
- Þegar eggið hefur stífnað að hluta, bætið helmingnum af grænmetinu og skinkunni við helminginn af eggjakökunni og haltu áfram að elda þar til eggið er næstum full stíft.
- Brjótið tóma helminginn yfir skinkuna og grænmetið með því að nota spaða.
- Eldið í 2 mínútur í viðbót og berið svo fram.
- Berið fram heitt.

NÆRING: Kaloríur 225,76 | Heildarfita 12g | Nettó kolvetni: 6,8g | Prótein 21,88g | Trefjar: 1,4g)

31.Chia hveiti pönnukökur

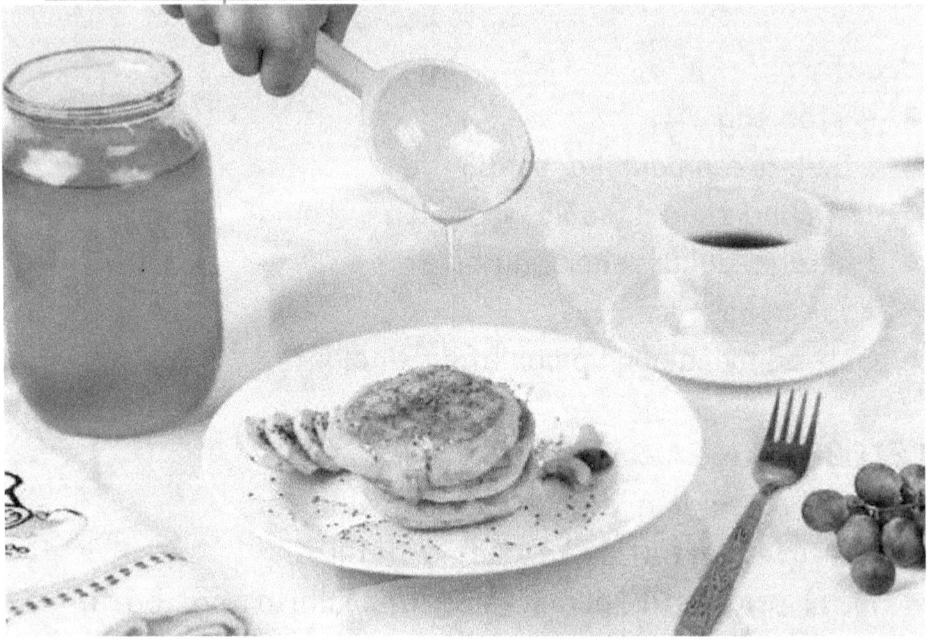

Heildartími: 25 MÍN| Berið fram: 6

Hráefni:

- 1 bolli chia hveiti
- 2 tsk sætuefni að eigin vali
- 1 egg, þeytt
- 1 msk kókossmjör eða olía
- 1/2 bolli kókosmjólk (dós)

LEIÐBEININGAR:

- Blandið saman hveiti og sætuefni í meðalstórri skál. Bætið egginu, mjólkinni og kókossmjörinu út í. Blandið vel saman þar til þú gerir slétt deig.
- Smyrjið pönnu sem festist ekki og hitið við meðalháan hita. Slepptu hrúgaðri matskeið af deigi á heitt yfirborðið.
- Þegar loftbólur myndast á yfirborði skonsurnar skaltu nota spaða til að snúa þeim og elda síðan í um það bil 2 mínútur á hverri hlið.
- Berið fram heitt.

NÆRING: Kaloríur 59 | Heildarfita 3,5g | Nettó kolvetni: 4,65g | Prótein 2,46g | Trefjar: 1,78g)

32.Chocó Mocha Chia grautur

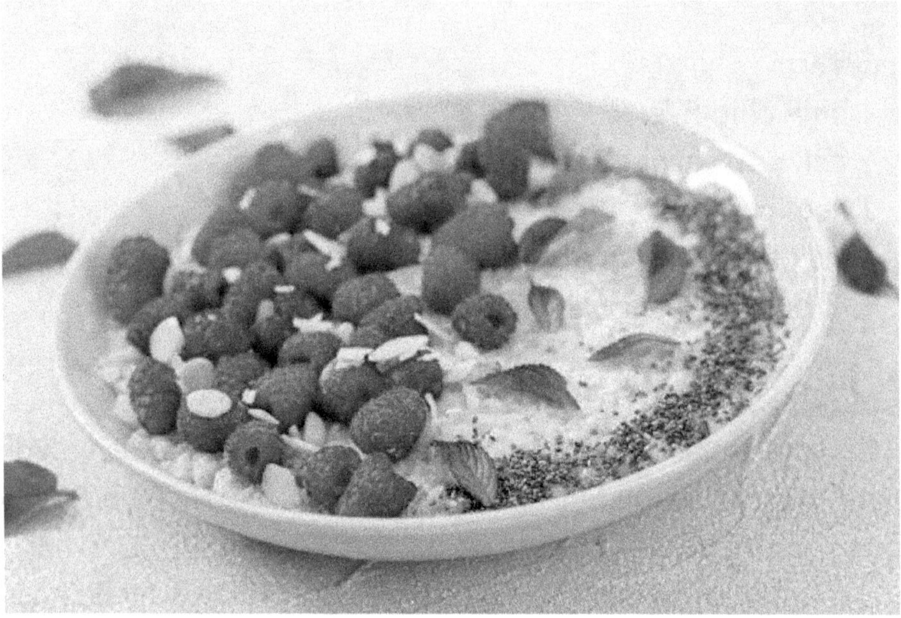

Heildartími: 35 MÍN| Berið fram: 6

Hráefni:

- 3 msk chiafræ
- 1 bolli möndlumjólk, ósykrað
- 2 tsk kakóduft
- 1/4 bolli hindber, fersk eða frosin
- 2 msk möndlur, malaðar
- Sætuefni að eigin vali
-

LEIÐBEININGAR:

- Blandið og hrærið möndlumjólkinni og kakóduftinu saman við.
- Bætið Chia fræjunum út í blönduna.
- Blandið vel saman með gaffli.
- Setjið blönduna í ísskáp í 30 mínútur.
- Berið fram með hindberjum og möluðum möndlum ofan á (má sleppa)

NÆRING: Kaloríur 150,15 | Heildarfita 9,62g | Nettó kolvetni: 15,2g | Prótein 5,47g | Trefjar: 11,28g)

33.Kaffi Hörfræ Drauma morgunmatur

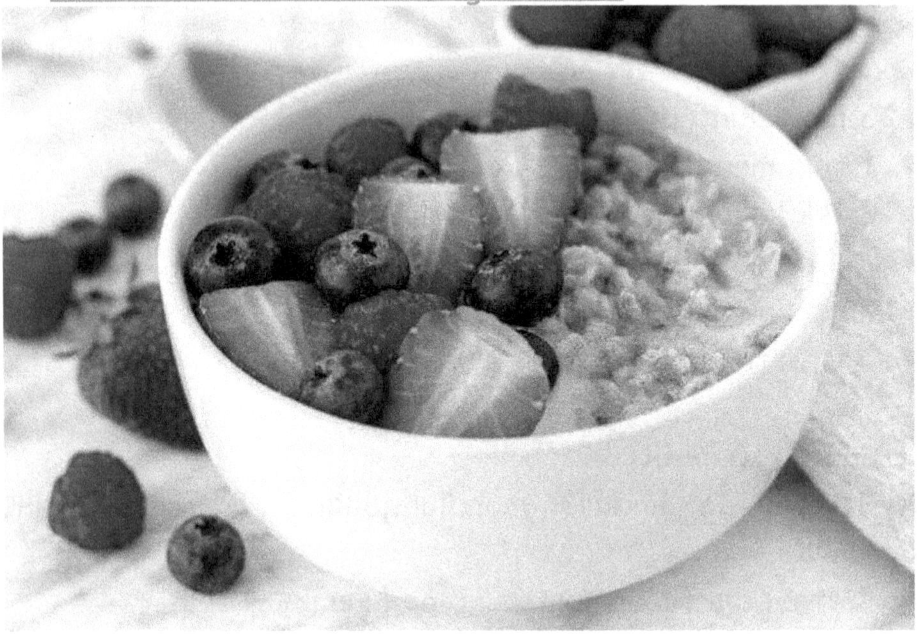

Heildartími: 10 MÍN| Berið fram: 1

Hráefni:

- 3 msk hörfræ, malað
- 2 1/2 msk kókosflögur, ósykrað
- 1/2 bolli sterkt svart kaffi, ósykrað
- Sætuefni að eigin vali eftir smekk
- 1/2 bolli vatn (valfrjálst)
-

LEIÐBEININGAR:

- Blandið saman hörfræinu og kókosflögunum í skál.
- Bætið bræddu kókosolíu út í og hellið svo heitu kaffinu yfir og blandið saman.
- Ef það er of þykkt skaltu bæta við smá vatni.
- Í lokin skaltu bæta sætuefninu að eigin vali eftir smekk.

NÆRING: Kaloríur 246,43 | Heildarfita 22,1g | Nettó kolvetni: 1,52g | Prótein 1,48g | Trefjar: 0,9g)

34.Crimini sveppir með soðnum eggjum Morgunmatur

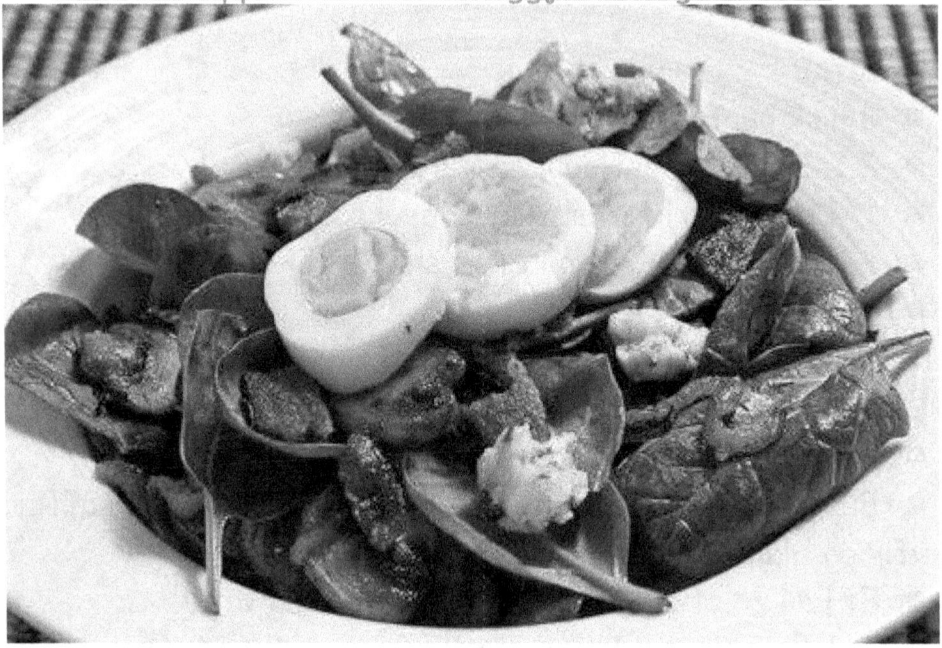

Heildartími: 25 MÍN| Berið fram: 6

Hráefni:

- 14 crimini sveppir, smátt saxaðir
- 8 stór egg, harðsoðin, saxuð
- 6 sneiðar af beikoni eða pancetta
- 1 vorlaukur, skorinn í teninga
- Salt og malaður svartur pipar eftir smekk

LEIÐBEININGAR:

- Eldið beikon á pönnu. Geymið beikonfitu á pönnunni. Saxið beikonbita og setjið til hliðar.
- Harðsjóðið eggin í djúpum potti. Þegar það er tilbúið skaltu þvo, þrífa, afhýða og saxa í hæfilega stóra bita.
- Á pönnu steikið vorlaukinn með afganginum af beikonfitunni við meðalháan hita.
- Bætið Crimini sveppunum út í og steikið í 5-6 mínútur í viðbót.
- Blandið eggjum, beikoni og eldið saman. Stillið salt og malaður svartur pipar eftir smekk.
- Berið fram.

NÆRING: Kaloríur 176,15 | Heildarfita 13,38g | Nettó kolvetni: 2,43g | Prótein 11,32g | Trefjar: 1,5g)

35.Eggjahvítur og spínat eggjakaka

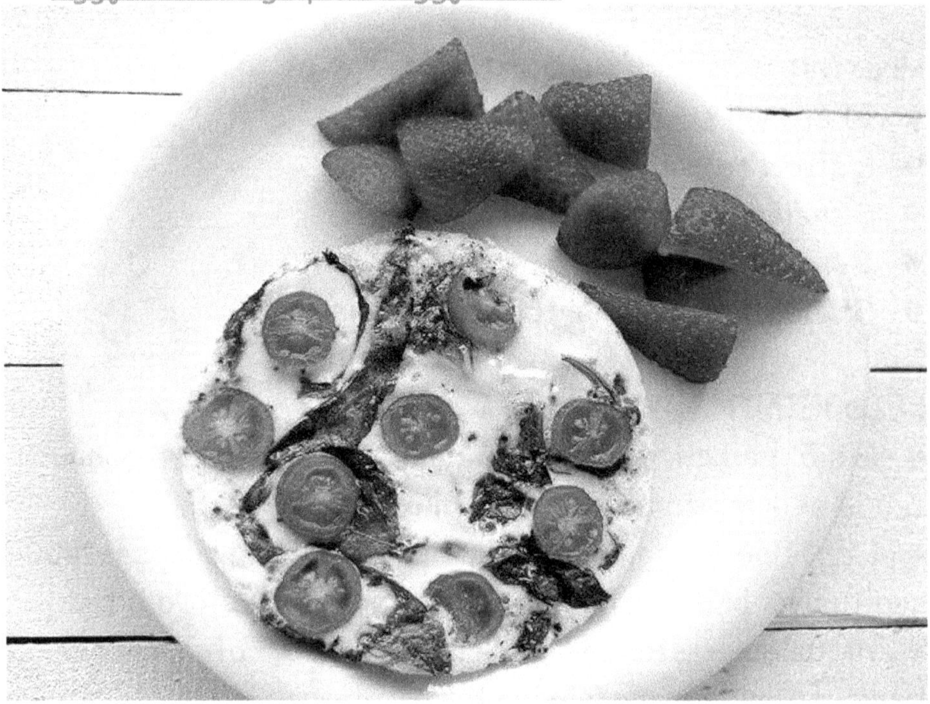

Heildartími: 25 MÍN| Afgreiðsla: 2

Hráefni:

- 5 eggjahvítur
- 2 msk möndlumjólk
- 1 kúrbít, rifið niður
- 1 bolli spínatblöð, fersk
- 2 msk vorlaukur, saxaður
- 2 hvítlauksgeirar
- Ólífuolía
- Basil lauf, ferskt, saxað
- Salt og malaður svartur pipar eftir smekk

LEIÐBEININGAR:

- Þvoið og saxið grænmetið
- Þeytið eggjahvíturnar og möndlumjólkina í skál.
- Í smurðri pönnu með ólífuolíu, eldið grænmetið (spínat, kúrbít og vorlauk) aðeins í eina til tvær mínútur.
- Setjið grænmetið á hliðina, smyrjið pönnuna aftur með ólífuolíu og hellið eggjunum yfir. Eldið þar til eggin eru orðin stíf. Bætið grænmetinu á annarri hliðinni og eldið í tvær mínútur í viðbót. Stilltu salt og pipar eftir smekk.
- Skreytið með basilblöðum og berið fram.

NÆRING: Kaloríur 70,8 | Heildarfita 1,56g | Nettó kolvetni: 5,78g | Prótein 11,08g | Trefjar: 1,58g)

SNILLINGAR OG FORréttir

36.Pancetta og egg

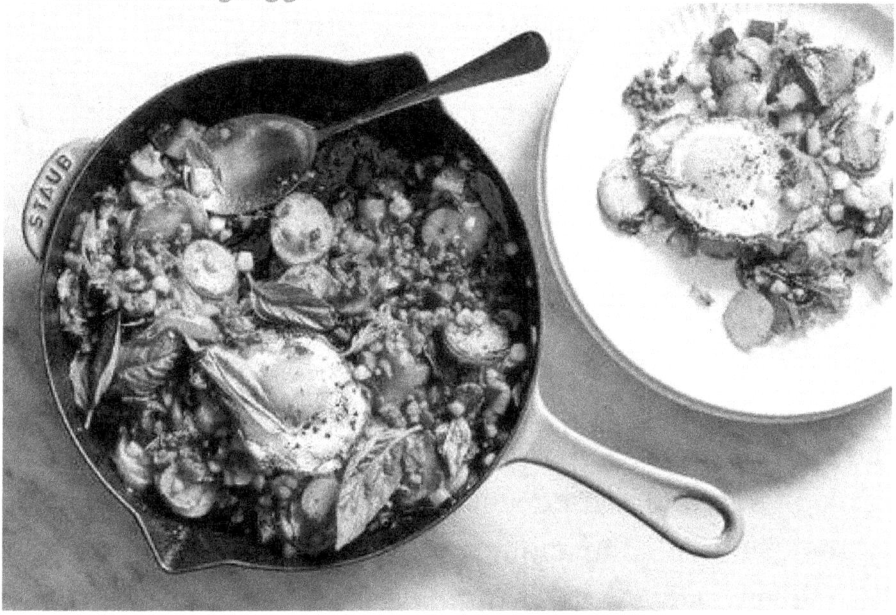

Heildartími: 25 MÍN| Afgreiðsla: 4

Hráefni:

- 4 stórar sneiðar af pancetta
- 2 egg, lausagöngur
- 1 bolli ghee, mildað
- 2 msk majónesi
- Salt og nýmalaður svartur pipar eftir smekk
- Kókosolía til steikingar

LEIÐBEININGAR:

- Bakið Pancetta frá báðum hliðum í smurðri steikarpönnu í 1-2 mínútur. Takið af eldinum og setjið til hliðar.
- Á meðan skaltu sjóða eggin. Til að fá eggin harðsoðin þarftu um það bil 10 mínútur. Þegar búið er að þvo eggin vel með köldu vatni og afhýða skurnina.
- Setjið ghee í djúpa skál og bætið eggjunum saman við. Maukið vel með gaffli. Kryddið það með salti og pipar eftir smekk; bætið majónesi saman við og blandið saman. Ef þú vilt geturðu hellt pancetta feiti út í. Blandið saman og blandið vel saman. Setjið skálina inn í ísskáp í að minnsta kosti eina klukkustund.
- Takið eggjablönduna úr ísskápnum og búið til 4 jafnar kúlur.
- Myljið pancettu í litla bita. Rúllaðu hverri kúlu í Pancetta molana og settu á stórt fat.
- Fjarlægðu egg og Pancetta sprengjurnar í ísskáp í 30 mínútur í viðbót. Berið fram kalt.

NÆRING: Kaloríur 238 | Heildarfita 22g | Nettó kolvetni: 0,5g | Prótein 7,5 g)

37.Zero-Belly Margherita pizza

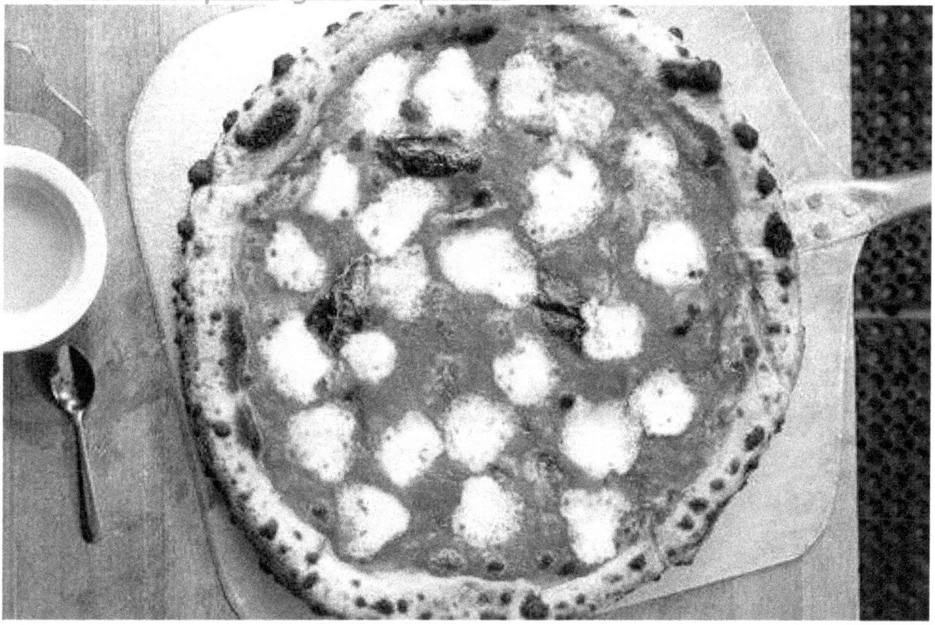

Heildartími: 20 MÍN| Afgreiðsla: 2

Hráefni:

FYRIR SKORPAN:

- 2 lífræn egg
- 2 msk parmesanostur, rifinn
- 1 msk psyllium hýði duft
- 1 tsk ítalskt krydd
- $\frac{1}{2}$ tsk salt
- 2 tsk ghee

FYRIR áleggið:

- 5 basilíkublöð, grófsöxuð
- 2 únsur. mozzarella ostur, skorinn í sneiðar
- 3 msk náttúruleg tómatsósa

LEIÐBEININGAR:

- Setjið allt hráefnið fyrir skorpuna í matvinnsluvél og blandið þar til vel blandað saman.
- Hellið blöndunni í heita pönnu sem ekki festist og hallið til að dreifa deiginu.
- Eldið þar til brúnirnar eru brúnar. Snúðu á hina hliðina og eldaðu í 45 sekúndur í viðbót. Takið af hitanum.
- Dreifið tómatsósunni ofan á skorpuna, bætið mozzarella- og basilíkulaufunum ofan á og setjið í grillið til að bræða ostinn í 2 mínútur.
- Berið fram.

NÆRING: Kaloríur 459 | Heildarfita 35g | Nettó kolvetni: 3,5g | Prótein 27g)

38.Easy, Peasy, Ostapizza

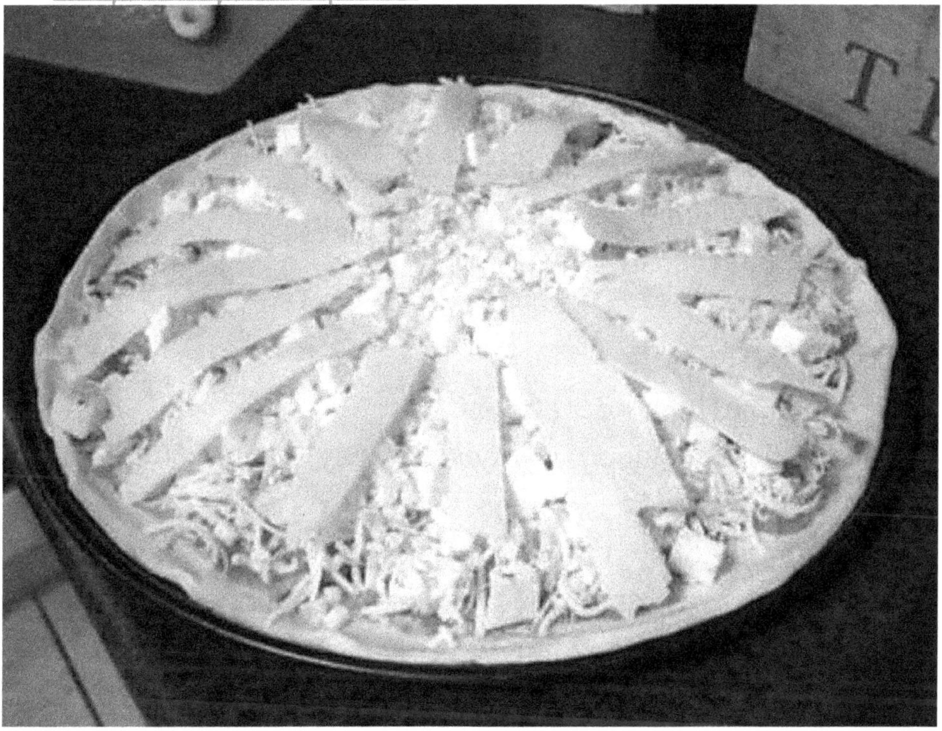

Heildartími: 35 MÍN| Afgreiðsla: 3

Hráefni:

- 2 heil egg
- 1 bolli cheddar ostur, rifinn
- 1 msk psyllium hýði
- 3 msk pestósósa

LEIÐBEININGAR:

- Forhitið ofninn í 350 F.
- Blandið eggjum og osti ásamt psyllium hýði í skál og blandið vel saman.
- Setjið blönduna á bökunarpappír og dreifið frekar þunnt yfir. Setjið í ofninn til að elda í 15-20 mínútur. Mundu að fylgjast með því þar sem það verður fljótt brúnt og stökkt miðað við þykktina, ekki gera það of þunnt.
- Þegar búið er að elda skaltu taka það úr ofninum og setja það sem þú vilt yfir botninn, eins og pestósósu eða tómatsósu.
- Toppaðu með uppáhalds pizzuálegginu þínu eins og beikonsneiðum, pepperoni kjúklingi, ferskum tómötum og ferskum basil.

NÆRING: Kaloríur 335 | Heildarfita 27g | Nettó kolvetni: 3,2g | Prótein 18g)

39.Zero-Belly Trio Queso Quesadilla

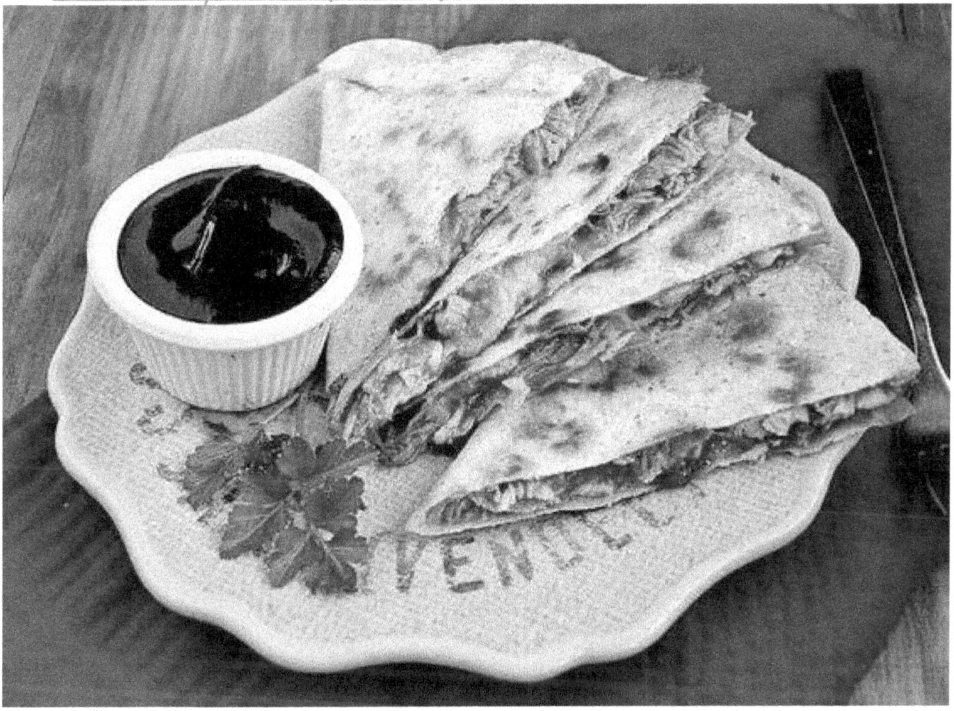

Heildartími: 20 MÍN| Berið fram: 1

Hráefni:

- $\frac{1}{4}$ bolli pepper jack ostur, rifinn
- $\frac{1}{4}$ bolli skarpur cheddar ostur, rifinn
- 1 bolli mozzarella ostur, ostur
- 2 msk kókosmjöl
- 1 lífrænt egg
- $\frac{1}{2}$ tsk hvítlauksduft
- 1 msk möndlumjólk, ósykrað

LEIÐBEININGAR:

- Stilltu ofninn á 350 F.
- Hitið mozzarella í örbylgjuofni þar til það byrjar að bráðna.
- Leyfið mozzarellanum að kólna áður en kókosmjöli, eggi, hvítlauksdufti og mjólk er bætt út í.
- Hrærið vel þar til þú nærð deiglíkri þéttleika.
- Setjið deigið á milli tveggja bökunarpappíra og rúllið flatt.
- Fjarlægðu efsta bökunarpappírinn, færðu deigið yfir á bökunarplötu og settu í ofninn til að baka í 10 mínútur.
- Takið út úr ofninum og látið kólna í nokkrar mínútur áður en ostarnir eru settir á helminginn af tilbúinni tortillu.
- Brjótið í tvennt og setjið aftur í ofninn til að elda í 5 mínútur eða þar til osturinn hefur bráðnað.

NÆRING: Kaloríur 977 | Heildarfita 73g | Nettó kolvetni: 12g | Prótein 63g)

40.Beikon og ostur bráðnaður

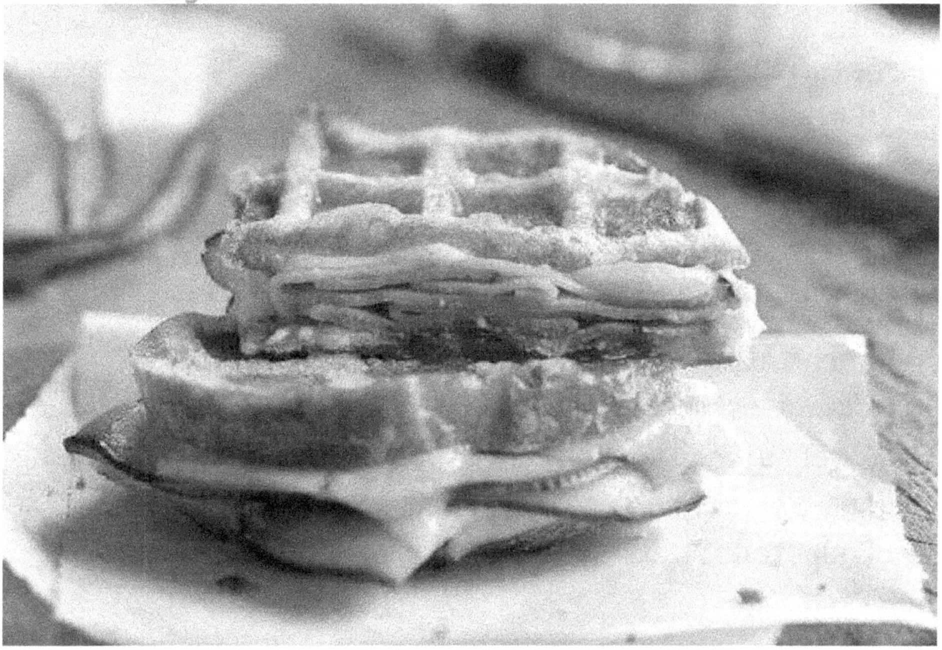

Heildartími: 15 MÍN| Afgreiðsla: 2

Hráefni:

- 8 stk strengja mozzarella ostastangir
- 8 ræmur af beikoni
- Ólífuolía til steikingar

LEIÐBEININGAR:

- Forhitaðu djúpsteikingarvélina þína í 350 F.
- Vefjið ostastöng með einni rönd af beikoni og festið með tannstöngli. Endurtaktu þar til þú hefur notað allt beikonið og ostinn.
- Djúpsteikið ostastöngin í steikingarpottinum í 3 mínútur.
- Fjarlægðu og settu ofan á pappírshandklæði.
- Berið fram með laufgrænu salati til hliðar.

NÆRING: Kaloríur 590 | Heildarfita 50g | Nettó kolvetni: 0g | Prótein 34g)

41.BLT rúlla

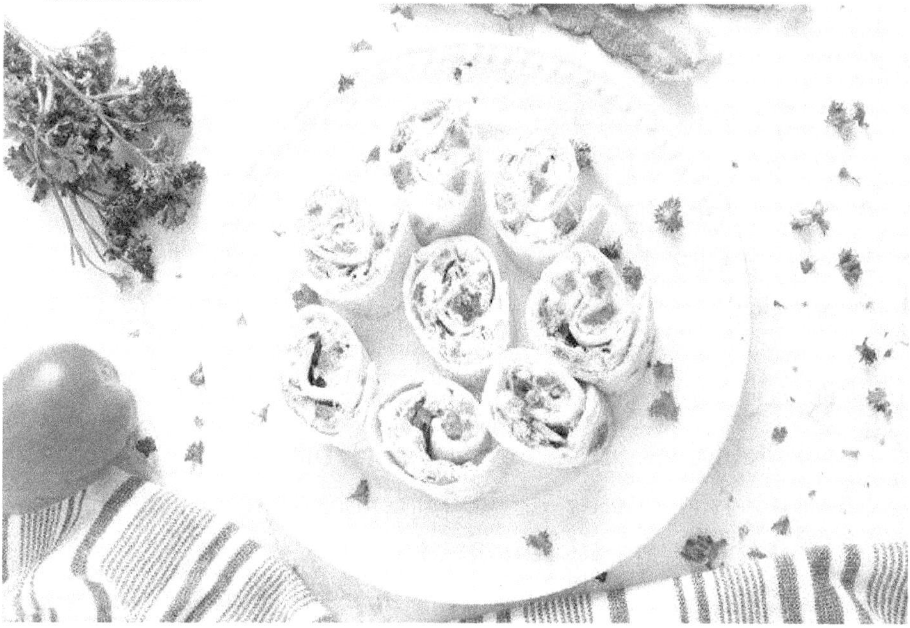

Heildartími: 10 MÍN| Berið fram: 1

Hráefni:

- 4 blöð, romaine salat
- 4 beikonræmur, soðnar og muldar
- 4 sneiðar deli kalkúnn
- 1 bolli kirsuberjatómatar skornir í tvennt
- 2 matskeiðar majónesi

LEIÐBEININGAR:

- Leggið kalkúnasneiðina ofan á salatblöðin.
- Smyrjið majónesi á kalkúnsneiðina og setjið svo kirsuberjatómatana og beikon ofan á.
- Rúllaðu kálinu og festu það síðan með tannstöngli.
- Berið fram strax.

NÆRING: Kaloríur 382 | Heildarfita 38,5g | Nettó kolvetni: 11,5g | Prótein 4,1g | Trefjar 6,3g)

42.Portobello pizza

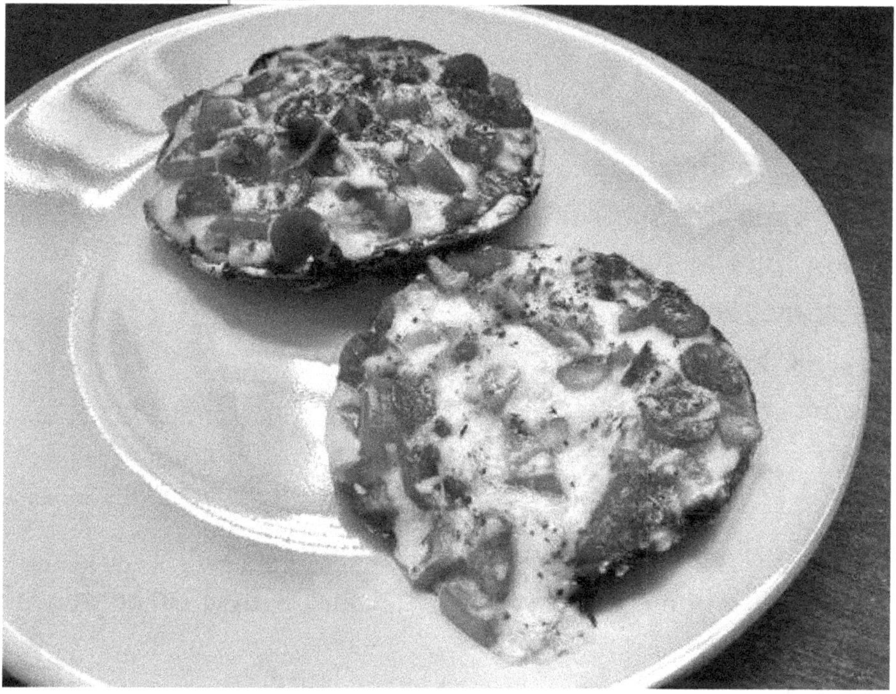

Heildartími: 25 MÍN| Afgreiðsla: 4

Hráefni:

- 1 meðalstór tómatur, skorinn í sneiðar
- $\frac{1}{4}$ bolli basil, saxað
- 20 pepperoni sneiðar
- 4 Portobello sveppahettur
- 4 oz mozzarella ostur
- 6 msk ólífuolía
- Svartur pipar
- Salt

LEIÐBEININGAR:

- Fjarlægið innan úr sveppum og takið kjötið út þannig að skelin sé eftir.
- Húðaðu sveppi með helmingi olíu og kryddaðu með pipar og salti; steikið í 5 mínútur, snúið því við og hjúpið með olíuafgangi. Bakið í 5 mínútur til viðbótar.
- Bætið tómötum inn í skelina og toppið með basil, pepperoni og osti. Steikið í 4 mínútur þar til osturinn bráðnar.
- Berið fram heitt.

NÆRING: Kaloríur 321 | Heildarfita 31g | Nettó kolvetni: 2,8g | Prótein 8,5g | Trefjar 1,3g)

43. Basil og paprika pizza

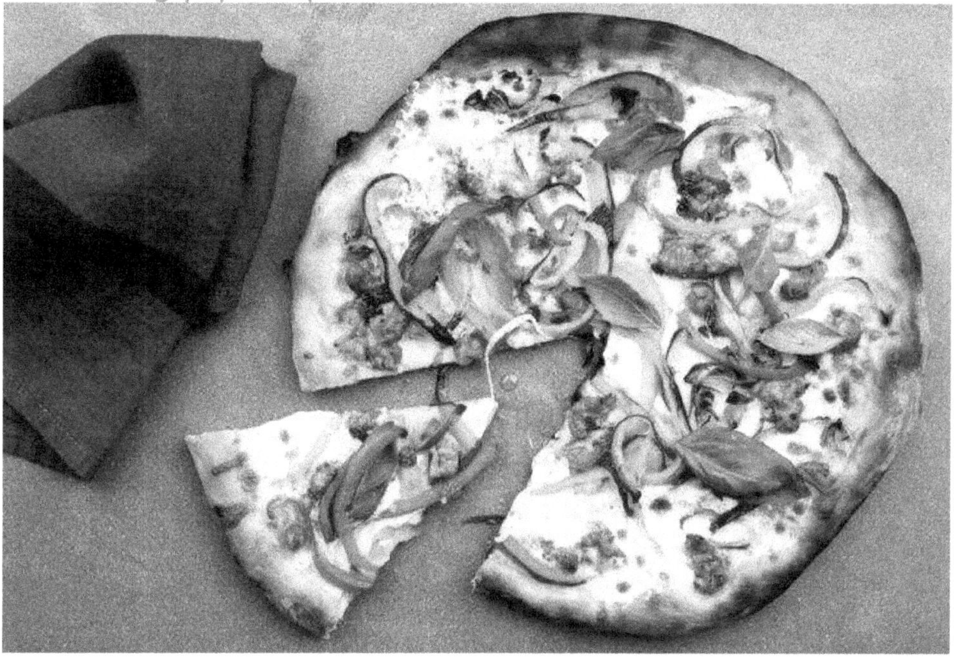

Heildartími: 30 MÍN| Afgreiðsla: 2

Hráefni:

FYRIR BASE:

- $\frac{1}{2}$ bolli möndlumjöl
- 2 tsk rjómaostur
- 1 egg
- $\frac{1}{2}$ tsk salt
- 6 oz mozzarella ostur
- 2 msk psyllium hýði
- 2 msk parmesanostur
- 1 tsk ítalskt krydd
- $\frac{1}{2}$ tsk svartur pipar

Fyrir álegg:

- 1 meðalstór tómatur, skorinn í sneiðar
- 2/3 paprika, skorin í sneiðar
- 4 oz cheddar ostur, rifinn
- $\frac{1}{4}$ bolli tómatsósa
- 3 msk basil, saxað

LEIÐBEININGAR:

- Forhitaðu ofninn í 400 F. Settu mozzarella í örbylgjuofnþolið fat og bræddu í 1 mínútu og hrærðu stundum.
- Bætið rjómaosti við bræddan mozzarella og blandið saman.
- Blandið þurrefnum fyrir botninn saman í skál, bætið egginu saman við og blandið saman. Bætið ostablöndunni út í og notið hendur til að blanda saman í deig.

- Mótið deigið í hring, bakið í 10 mínútur og takið úr ofninum. Toppið með tómatsósu, tómötum, basil, papriku og cheddar osti.
- Settu aftur í ofninn og bakaðu í 10 mínútur til viðbótar.
- Berið fram heitt.

NÆRING: Kaloríur 410 | Heildarfita 31,3g | Nettó kolvetni: 5,3g | Prótein 24,8g | Trefjar 5,8g)

LIÐFJÁR

44.Kjúklingabaka

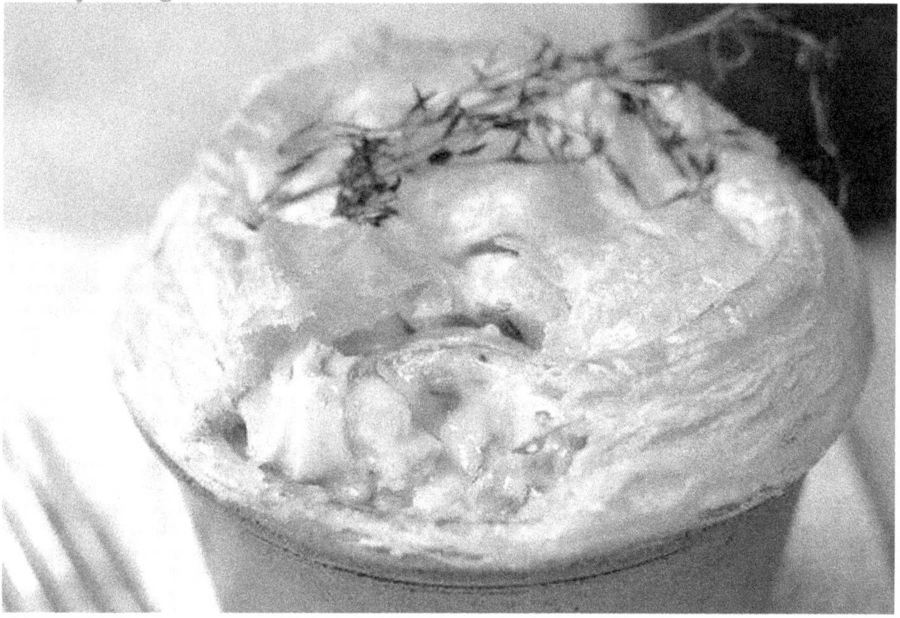

Heildartími: 30 MÍN| Afgreiðsla: 5

Hráefni:

- $\frac{1}{2}$ pund. beinlaus kjúklingalæri skorin í litla bita
- 3,5 oz beikon, saxað
- 1 gulrót, saxuð
- $\frac{1}{4}$ bolli steinselja, söxuð
- 1 bolli þungur rjómi
- 2 laukur, saxaður
- 1 bolli hvítvín
- 1 matskeið ólífuolía
- Salt og pipar eftir smekk

FYRIR SKORPAN

- 1 bolli möndlumjöl
- 2 msk vatn
- 1 matskeið stevía
- 1$\frac{1}{2}$ msk smjör
- $\frac{1}{2}$ tsk salt

LEIÐBEININGAR:

- Undirbúið skorpuna fyrst með því að sameina öll innihaldsefni hennar. Setja til hliðar.
- Hitið ólífuolíuna á pönnu yfir meðalháum eldi. Hellið söxuðum blaðlauknum út í og hrærið. Flyttu yfir á disk.
- Setjið kjúklingakjötið og beikonið út í og eldið þar til það er brúnt og bætið við blaðlauknum.
- Bætið gulrótunum út í og hellið hvítvíninu út í og lækkið svo hitann í miðlungs.
- Bætið steinseljunni út í og hellið þungum rjómanum út í hrærið vel. Flyttu yfir í eldfast mót.

- Hyljið með tilbúnu skorpunni og setjið í ofninn til að elda þar til skorpan verður gullinbrún og stökk.
- Látið hvíla í 20 mínútur áður en það er borið fram.

NÆRING: Kaloríur 396| Heildarfita 33g | Nettó kolvetni: 6,5g | Prótein 12,1g | Trefjar: 2,5 g)

45.Klassískur kjúklingur Parmigiana

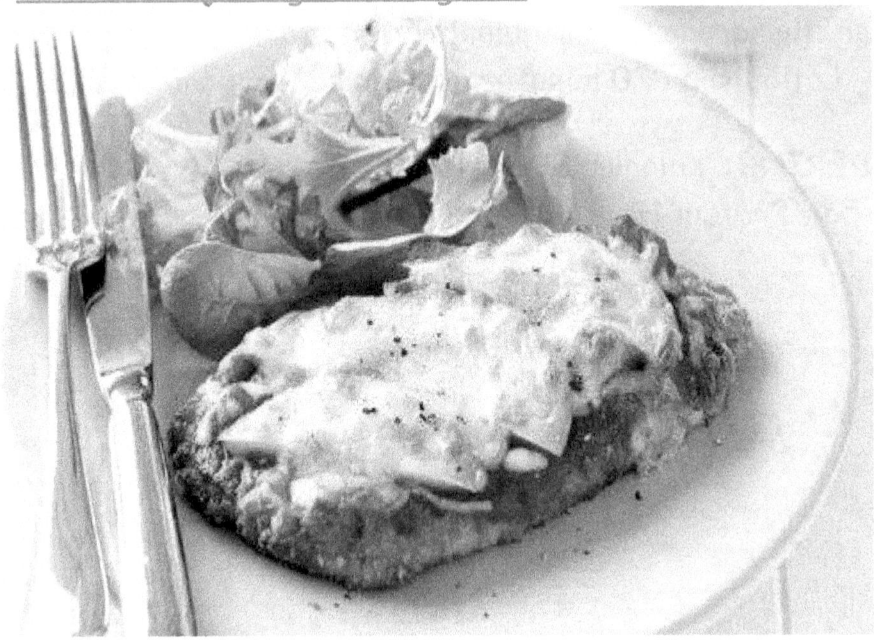

Heildartími: 50 MÍN| Afgreiðsla: 2

Hráefni:

- 2 stk beinlaus kjúklingalæri
- 8 ræmur af beikoni, saxað
- ½ bolli parmesanostur, rifinn
- ½ bolli mozzarella ostur, rifinn
- 1 lífrænt egg
- 1 niðursoðinn tómatur í teninga

LEIÐBEININGAR:

- Stilltu ofninn á 450 F.
- Mýkið kjúklinginn og setjið til hliðar.
- Setjið parmesanostinn á disk.
- Brjótið eggið í skál og þeytið. Og dýfðu kjúklingnum í það.
- Færið yfir á diskinn með osti og hjúpið kjúklinginn með parmesan.
- Smyrjið bökunarplötuna með smjöri, setjið kjúklingalærin og bakið í ofni í 30-40 mínútur.
- Á meðan beðið er eftir að kjúklingurinn bakist, eldið þá beikonið.
- Hellið tómötunum saman við beikonið og hrærið. Lækkið hitann í lágan og leyfið að malla og draga úr.
- Takið kjúklinginn úr ofninum þegar hann er tilbúinn og hellið tómatsósunni yfir.
- Stráið mozzarella yfir og setjið aftur inn í ofn til að bræða ostinn.
- Berið fram heitt.

NÆRING: Kaloríur 826 | Heildarfita 50,3g | Nettó kolvetni: 6,2g | Prótein 83,2g | Trefjar: 1,2g)

46.Kalkúnn fótasteikt

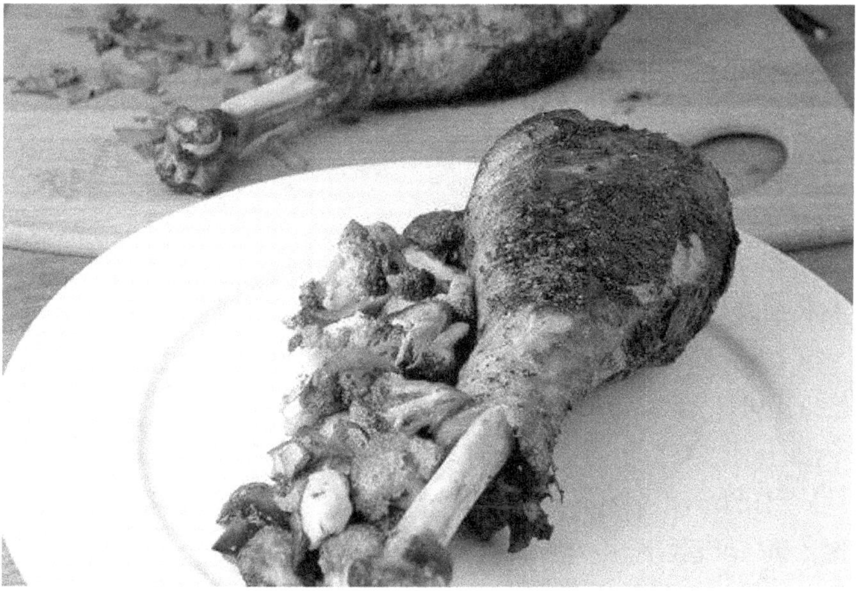

Heildartími: 1 HR 20 MIN| Afgreiðsla: 4

Hráefni:

- 2 stk kalkúnafætur
- 2 msk ghee

FYRIR RUBBINN:

- $\frac{1}{4}$ tsk cayenne
- $\frac{1}{2}$ tsk timjan, þurrkað
- $\frac{1}{2}$ tsk ancho chili duft
- $\frac{1}{2}$ tsk hvítlauksduft
- $\frac{1}{2}$ tsk laukduft
- 1 tsk fljótandi reykur
- 1 tsk Worcestershire
- Salt og pipar eftir smekk

LEIÐBEININGAR:

- Stilltu ofninn á 350 F.
- Blandið öllu hráefninu fyrir nuddið saman í skál. Þeytið vel.
- Þurrkaðu kalkúnaleggina með hreinu handklæði og nuddaðu það ríkulega með kryddblöndunni.
- Hitið ghee yfir meðalháum eldi á steypujárnspönnu og steikið síðan kalkúnaleggina í 2 mínútur á hvorri hlið.
- Settu kalkúninn í ofninn til að bakast í eina klukkustund.

NÆRING: Kaloríur 382 | Heildarfita 22,5g | Nettó kolvetni: 0,8g | Prótein 44g | Trefjar: 0,0g)

47. Hægeldaður grískur kjúklingur

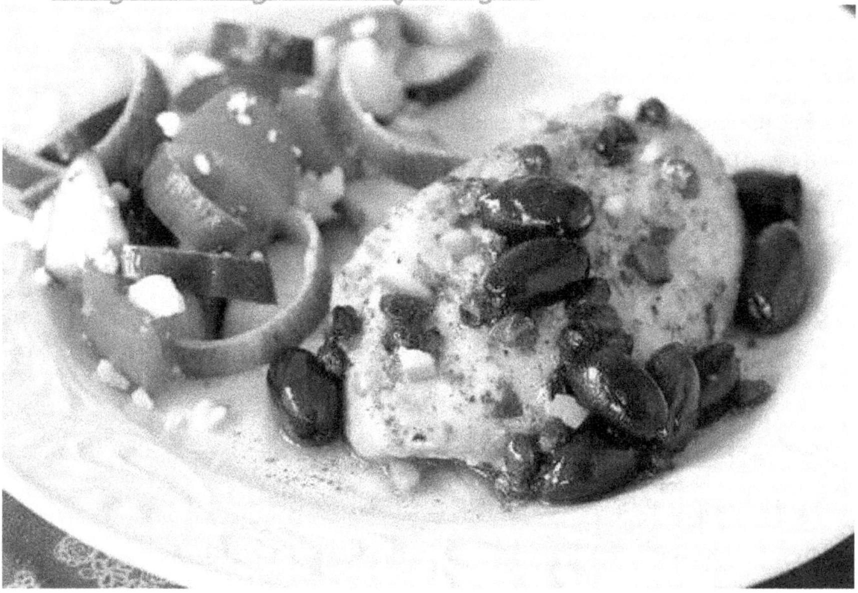

Heildartími: 7 HR 10 MIN| Afgreiðsla: 4

Hráefni:

- 4 stk beinlaus kjúklingalæri
- 3 hvítlauksrif, söxuð
- 3 matskeiðar sítrónusafi
- 1 ½ bolli heitt vatn
- 2 teningur af kjúklingasoði
- 3 msk grískt nudd

LEIÐBEININGAR:

- Húðaðu hæga eldavélina með eldunarúða
- Kryddið kjúklinginn með gríska nuddinu og síðan söxuðum hvítlauknum.
- Færið kjúklinginn yfir í hæga eldavélina og stráið sítrónusafa yfir.
- Myljið kjúklingabitana og setjið í hæga eldavélina. Hellið vatninu og hrærið.
- Lokið og eldið á lágum hita í 6-7 klst.

NÆRING: Kaloríur 140 | Heildarfita 5,7g | Nettó kolvetni: 2,2g | Prótein 18,6g)

48.Brennt beikon-vafinn kjúklingur

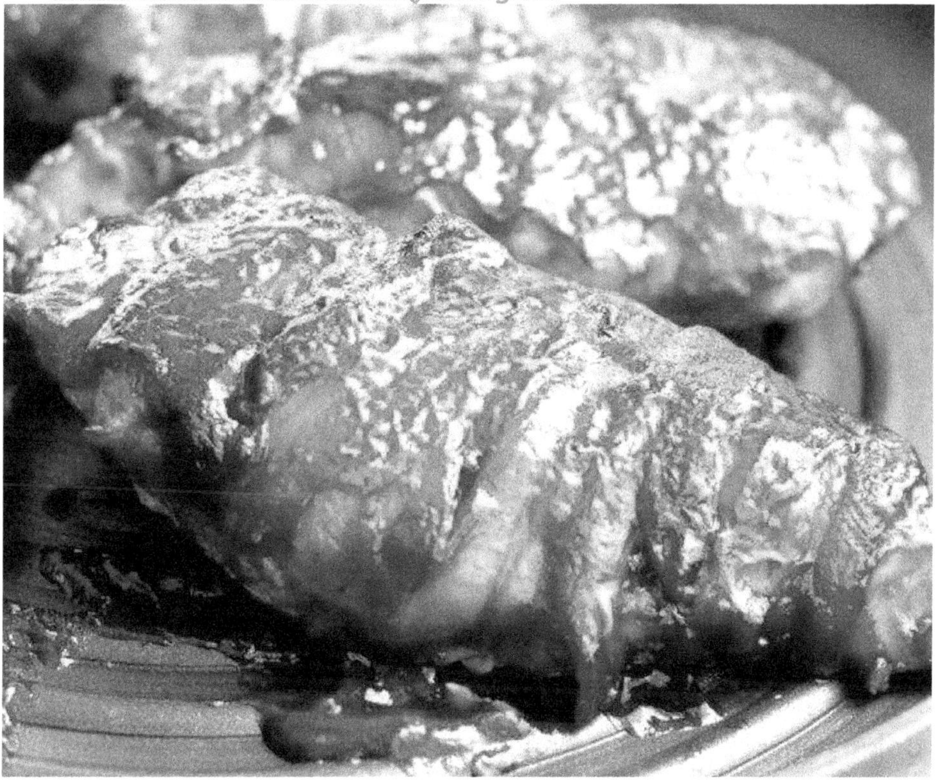

Heildartími: 1 HR 25 MIN| Berið fram: 6

Hráefni:

- 1 heill klæddur kjúklingur
- 10 ræmur af beikoni
- 3 greinar ferskt timjan
- 2 bitar af lime
- Salt og pipar eftir smekk

LEIÐBEININGAR:

- Stilltu ofninn á 500 F.
- Skolaðu kjúklinginn vandlega og fylltu hann með lime- og timjangreinum.
- Kryddið kjúklinginn með salti og pipar og vefjið svo kjúklingnum inn með beikoninu.
- Kryddið aftur með salti og pipar og setjið svo á bökunarplötu ofan á ofnplötu (passið að ná í safann) og setjið í ofninn til að steikjast í 15 mínútur.
- Lækkið hitastigið í 350 F og steikið síðan í 45 mínútur í viðbót.
- Takið kjúklinginn úr ofninum, hyljið með filmu og setjið til hliðar í 15 mínútur.
- Takið safann af bakkanum og setjið í pott. Látið suðuna koma upp við háan hita og notið dýfablöndu til að blanda öllu "góða" úr safanum.
- Berið kjúklinginn fram með sósunni til hliðar.

NÆRING: Kaloríur 375 | Heildarfita 29,8g | Nettó kolvetni: 2,4g | Prótein 24,5g | Trefjar: 0,9g)

49.Stökkur karrýkjúklingur

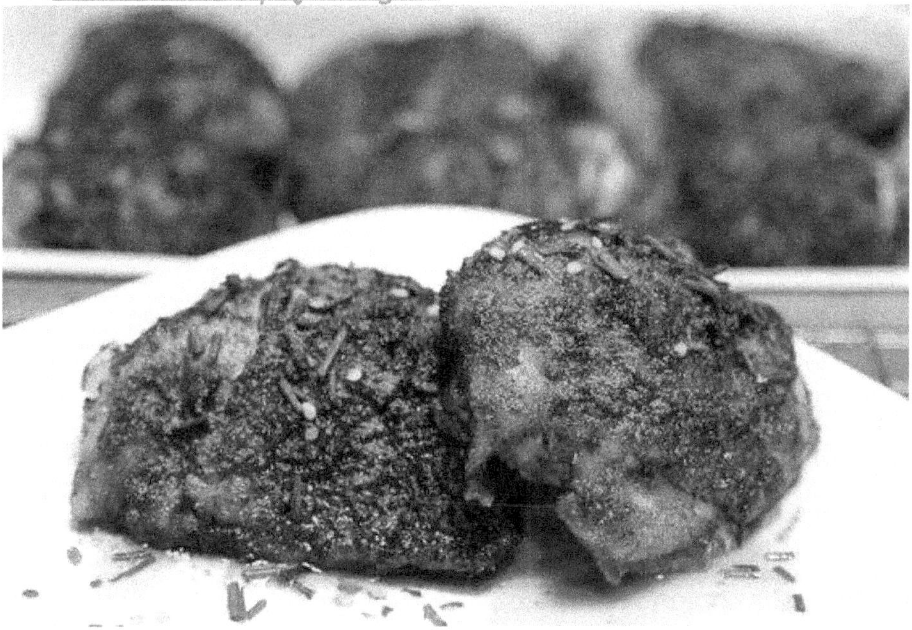

Heildartími: 60 MÍN| Afgreiðsla: 4

Hráefni:

- 4 stk kjúklingalæri
- $\frac{1}{4}$ bolli ólífuolía
- 1 tsk karrýduft
- $\frac{1}{4}$ tsk engifer
- $\frac{1}{2}$ tsk kúmen, malað
- $\frac{1}{2}$ tsk reykt paprika
- $\frac{1}{2}$ tsk hvítlauksduft
- $\frac{1}{4}$ tsk cayenne
- $\frac{1}{4}$ tsk pipar
- $\frac{1}{4}$ msk chiliduft
- Klípa af kóríander, malað
- Klípa af kanil
- Klípa af kardimommum
- $\frac{1}{2}$ tsk salt

LEIÐBEININGAR:

- Stilltu ofninn á 425 F.
- Blandið öllum kryddunum saman.
- Klæðið ofnplötu með álpappír og leggið kjúklinginn á hana.
- Dreifið kjúklingnum með ólífuolíu og nuddið.
- Stráið kryddblöndunni ofan á og nuddið svo aftur og passið að klæða kjúklinginn með kryddinu.
- Sett í ofninn til að baka í 50 mínútur.
- Látið hvíla í 5 mínútur áður en það er borið fram.

NÆRING: Kaloríur 277 | Heildarfita 19,9g | Nettó kolvetni: 0,6g | Prótein 42,3g)

50. Hinir fullkomnu bökuðu kjúklingavængir

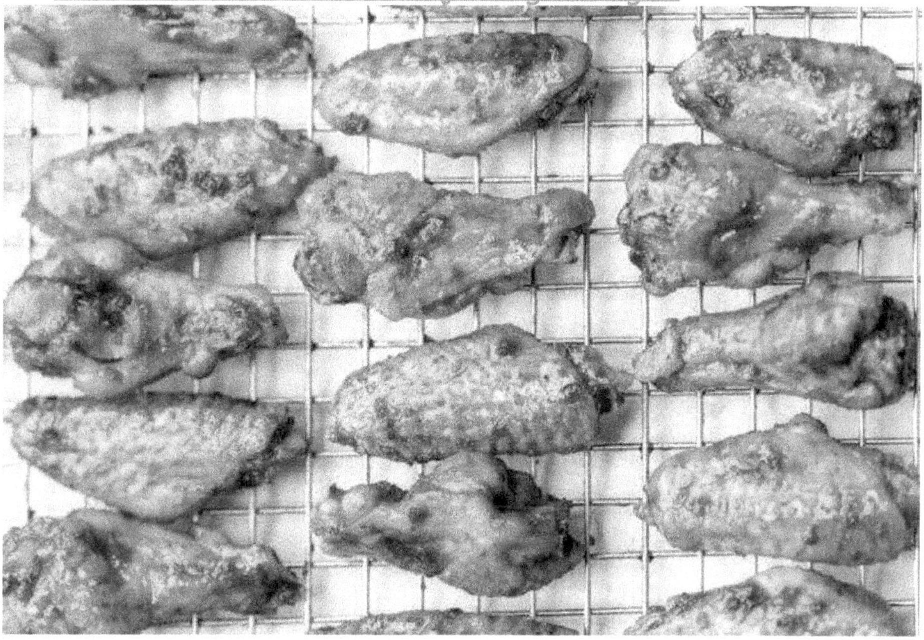

Heildartími: 40 MÍN| Afgreiðsla: 2

Hráefni:

- 2,5 pund af kjúklingavængjum
- $\frac{1}{2}$ tsk matarsódi
- 1 tsk lyftiduft
- Salt tvo lykla
- 4 msk smjör, brætt

LEIÐBEININGAR:

- Bætið öllu hráefninu (nema smjöri) í Ziploc poka og hristið og passið að vængirnir séu húðaðir með blöndunni.
- Sett í ísskáp yfir nótt.
- Þegar þú ert tilbúinn að elda skaltu stilla ofninn á 450 F.
- Setjið vængina á bökunarplötu og eldið í ofni í 20 mínútur.
- Snúið vængjunum við og bakið í 15 mínútur í viðbót.
- Bræðið smjörið og dreypið yfir vængina.

NÆRING: Kaloríur 500 | Heildarfita 0,0g | Nettó kolvetni: 38,8g | Prótein 44g | Trefjar: 34g)

51.Kjúklingur í Kung Pao sósu

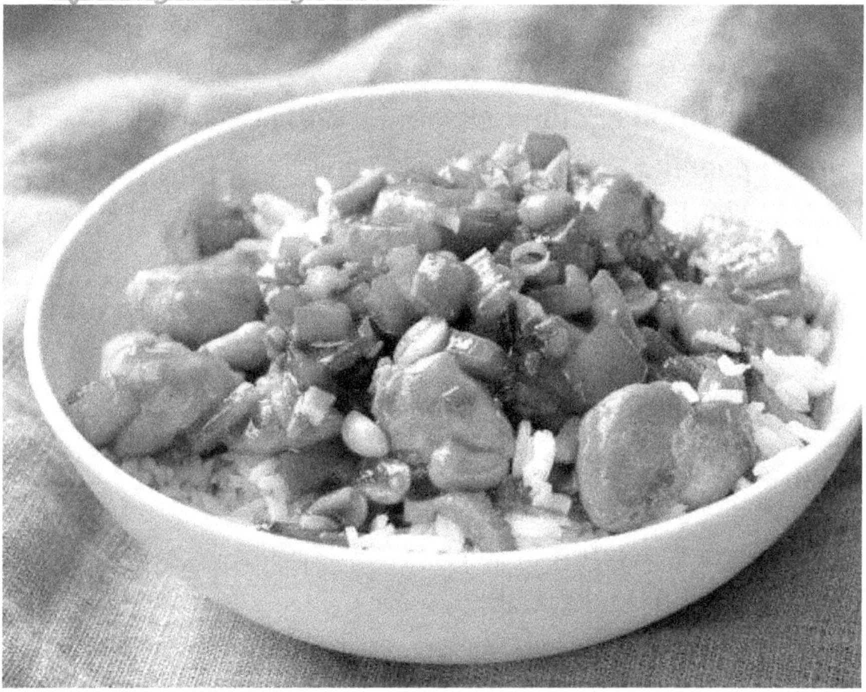

Heildartími: 25 MÍN| Afgreiðsla: 2

Hráefni:

- 2 beinlaus kjúklingalæri skorin í smærri bita
- ½ græn paprika, saxuð
- 2 stk vorlaukar, þunnar sneiðar
- ¼ bolli hnetur, saxaðar
- 1 tsk engifer, rifinn
- ½ msk rauð chili flögur
- Salt og pipar eftir smekk

FYRIR SÓSUNA:

- 2 tsk hrísgrjónavínsedik
- 1 msk Zero-Belly tómatsósa
- 2 msk chili hvítlauksmauk
- 1 msk lágnatríum sojasósa
- 2 tsk sesamolía
- 2 tsk fljótandi stevía
- ½ tsk hlynsíróp

LEIÐBEININGAR:

- Kryddið kjúklinginn með salti, pipar og rifnum engifer.
- Setjið steypujárnspönnu yfir meðalháan eld og bætið kjúklingnum út í þegar pannan er orðin heit. Eldið í 10 mínútur.
- Þeytið allt hráefnið í sósuna í skál á meðan beðið er eftir að kjúklingurinn eldist.
- Bætið grænu paprikunni, vorlauknum og hnetunum á pönnuna með kjúklingnum og eldið í 4-5 mínútur í viðbót
- Bætið sósunni á pönnuna, hrærið og látið sjóða.

NÆRING: Kaloríur 362 | Heildarfita 27,4g | Nettó kolvetni: 3,2g | Prótein 22,3g)

52.Chicken BBQ Pizza

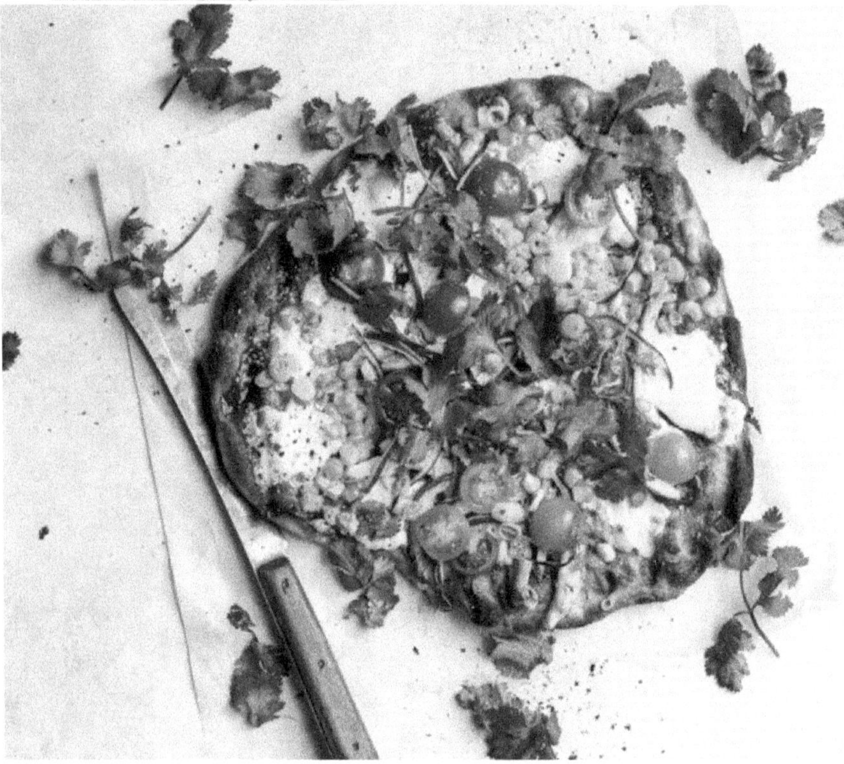

Heildartími: 20 MÍN| Afgreiðsla: 4

Hráefni:

- 1 bolli steiktur kjúklingur, rifinn
- 4 msk BBQ sósa
- $\frac{1}{2}$ bolli cheddar ostur
- 1 matskeið majónesi
- 4 msk náttúruleg tómatsósa

FYRIR Pizzuskorpuna

- 6 msk parmesanostur, rifinn
- 6 lífræn egg
- 3 msk psyllium hýði duft
- 2 tsk ítalskt krydd
- Salt og pipar eftir smekk

LEIÐBEININGAR:

- Sjá hér að ofan tvær 425 F.
- Setjið allt hráefnið fyrir skorpuna í matvinnsluvél og hrærið þar til þú færð þykkt deig.
- Mótaðu pizzadeigið og settu í ofninn til að elda í 10 mínútur.
- Toppið soðna skorpuna með tómatsósunni og síðan kjúklingnum, ostinum og ögn af BBQ sósunni og majónesi ofan á.

NÆRING: Kaloríur 357 | Heildarfita 24,5g | Nettó kolvetni: 2,9g | Prótein 24,5 g)

53.Hægt eldaður Masala kjúklingur

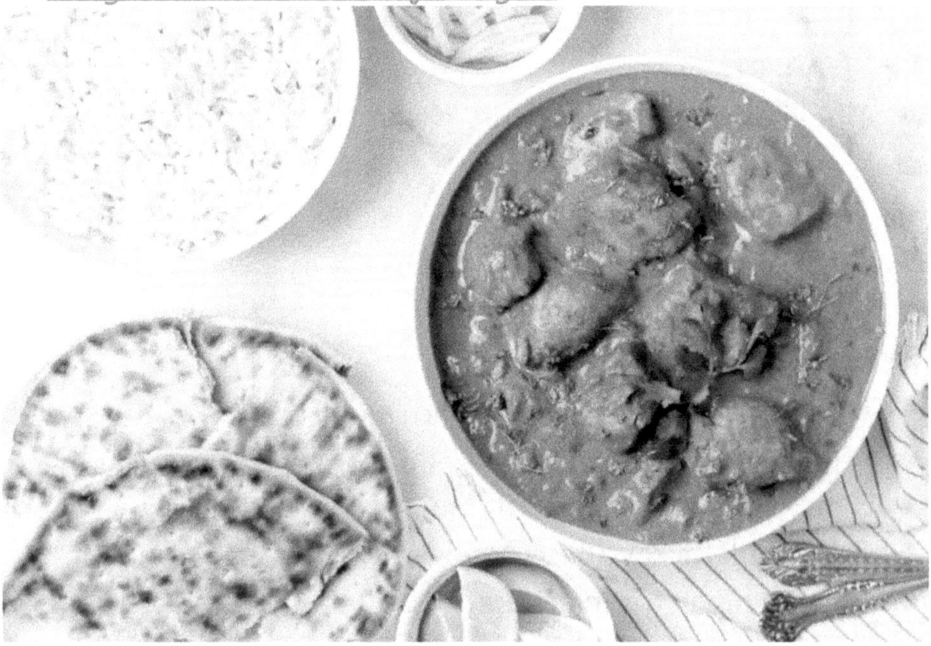

Heildartími: 3 HR 10 MIN| Afgreiðsla: 2

Hráefni:

- 1 ½ pund. beinlaus kjúklingalæri, skorin í litla bita
- 2 hvítlauksgeirar
- 1 tsk engifer, rifinn
- 1 tsk laukduft
- 3 msk masala
- 1 tsk paprika
- 2 tsk salt
- ½ bolli kókosmjólk (skipt í 2)
- 2 msk tómatmauk
- ½ bolli niðurskornir tómatar
- 2 matskeiðar ólífuolía
- ½ bolli þungur rjómi
- 1 tsk stevía
- Ferskt kóríander til skrauts

LEIÐBEININGAR:

- Setjið kjúklinginn fyrst í hæga eldavélina. Bætið við rifnum engifer, hvítlauk og restinni af kryddinu. Hrærið.
- Bætið næst tómatmaukinu og hægelduðum tómötum út í og hrærið aftur.
- Hellið ½ af kókosmjólkinni og blandið saman og eldið svo á háum hita í 3 klukkustundir.
- Þegar þú ert búinn að elda skaltu bæta við afganginum af kókosmjólkinni, þungum rjómanum, stevíunni og blanda aftur.
- Berið fram heitt.

NÆRING: Kaloríur 493 | Heildarfita 41,2g | Nettó kolvetni: 5,8g | Prótein 26g)

54. Bakaður smjörkjúklingur

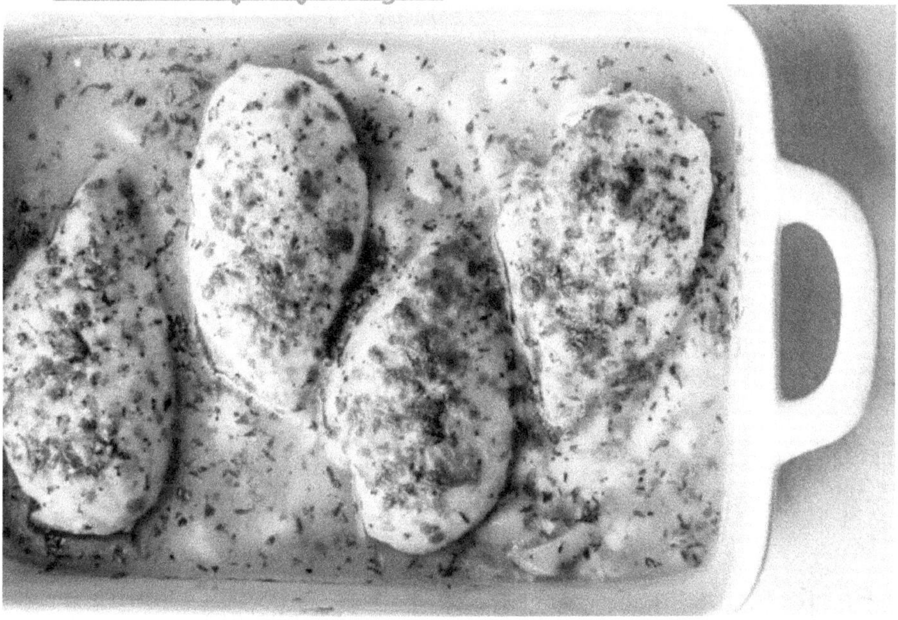

Heildartími: 1 HR 10 MIN| Afgreiðsla: 2

Hráefni:

- 4 stk kjúklingalæri
- $\frac{1}{4}$ bolli mildað lífrænt smjör
- 1 tsk rósmarín, þurrkað
- 1 tsk basil, þurrkuð
- $\frac{1}{2}$ tsk salt
- $\frac{1}{2}$ tsk pipar

LEIÐBEININGAR:

- Sjá hér að ofan tvær 350 F.
- Þeytið allt hráefnið (nema kjúklinginn) í skál.
- Setjið kjúklingalærin á ofnplötu klædda álpappír og penslið ríkulega með smjörblöndunni.
- Settu kjúklinginn í ofninn til að baka í klukkutíma.
- Berið fram heitt.

NÆRING: Kaloríur 735 | Heildarfita 33,7g | Nettó kolvetni: 0,8g | Prótein 101,8g)

55.Parmesan kjúklingur

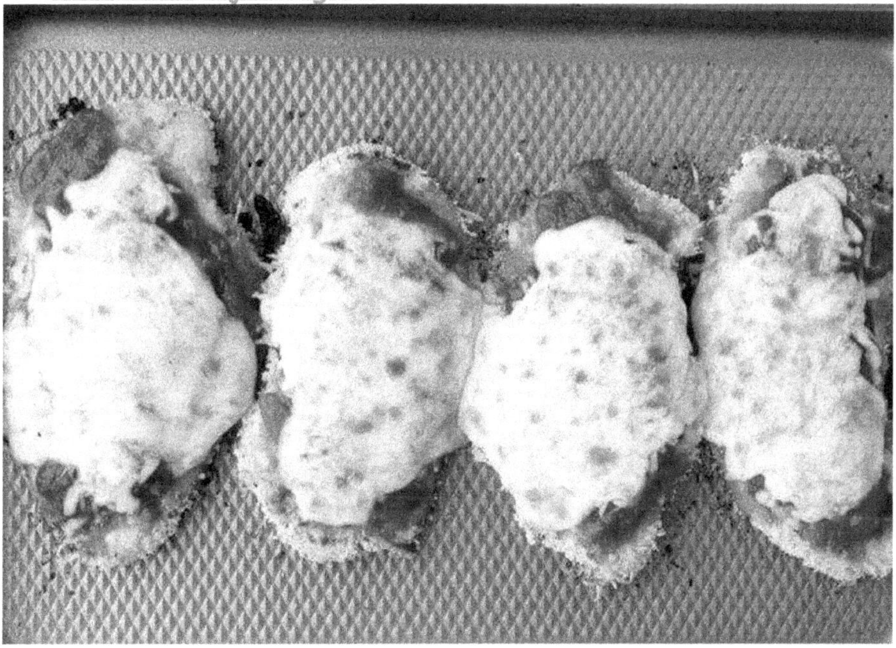

Heildartími: 25 MÍN| Afgreiðsla: 4

Hráefni:

FYRIR Kjúklinginn:

- 3 kjúklingabringur
- 1 bolli Mozzarella ostur
- Salt
- Svartur pipar

TIL HÚÐUNAR:

- $\frac{1}{4}$ bolli hörfræmjöl
- 1 tsk Oregano
- $\frac{1}{2}$ tsk svartur pipar
- $\frac{1}{2}$ tsk Hvítlauksduft
- 1 egg
- 2,5 oz svínabörkur
- $\frac{1}{2}$ bolli parmesanostur
- $\frac{1}{2}$ tsk Salt
- $\frac{1}{4}$ tsk rauðar piparflögur
- 2 tsk paprika
- 1 $\frac{1}{2}$ tsk kjúklingasoð

FYRIR SÓSUNA:

- 1 bolli tómatsósa, lágkolvetnasósa
- 2 hvítlauksrif
- Salt
- $\frac{1}{2}$ bolli Ólífuolía
- $\frac{1}{2}$ tsk Oregano
- Svartur pipar

LEIÐBEININGAR:

- Bætið hörmjöli, kryddi, svínabörkum og parmesanosti í örgjörva og malið þar til það hefur blandast saman.

- Þeytið kjúklingabringur og þeytið egg með seyði í ílát. Bætið öllu hráefninu fyrir sósuna á pönnu, hrærið og setjið yfir lágan hita til að elda.
- Dýfðu kjúklingnum í egg og þektu síðan með þurru blöndunni.
- Hitið olíu á pönnu og steikið kjúklinginn og setjið svo yfir í eldfast mót. Toppið með sósu og mozzarella og bakið í 10 mínútur.

NÆRING: Kaloríur 646 | Heildarfita 46,8g | Nettó kolvetni: 4g | Prótein 49,3g | Trefjar 2,8g)

sjávarfang

56. Sætur og súr snappari

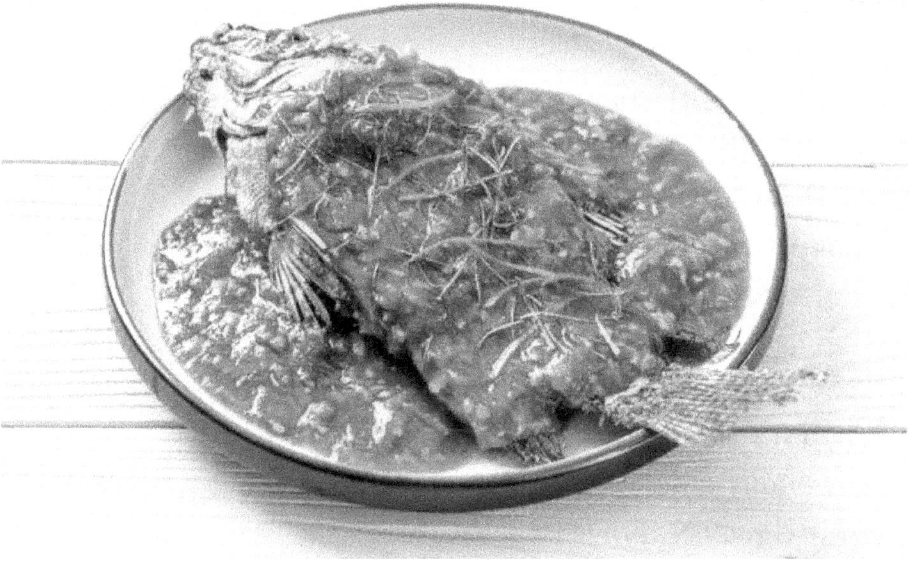

Heildartími: 20 MÍN| Afgreiðsla: 2

Hráefni:

- 4 flök af snapper
- $\frac{1}{4}$ bolli ferskt kóríander, saxað
- 4 msk safi af lime
- 6 stk litchees, sneið
- 2 matskeiðar ólífuolía
- Salt og pipar eftir smekk

LEIÐBEININGAR:

- Kryddið flökin með salti og pipar.
- Hitið ólífuolíuna á pönnu við meðalhita og steikið í 4 mínútur á hvorri hlið.
- Dreypið limesafanum yfir fiskinn; bætið kóríander og sneiðum litchees út í.
- Lækkið hitann í lágan og leyfið að malla í 5 mínútur í viðbót.
- Færið yfir á disk og njótið.

NÆRING: Kaloríur 244 | Heildarfita 15,4g | Nettó kolvetni: 0,1g | Prótein 27,9 g)

57.Rjómalöguð ýsa

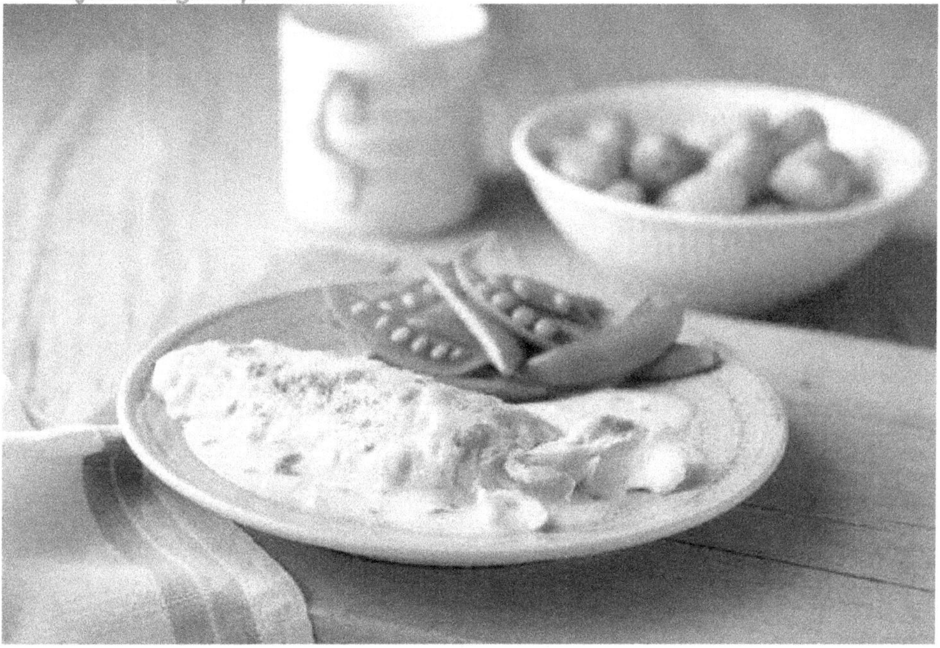

Heildartími: 20 MÍN| Afgreiðsla: 2

Hráefni:

- 5,3 oz reykt ýsa
- 1/2 sjóðandi vatn
- 1 msk smjör
- $\frac{1}{4}$ bolli rjómi
- 2 bollar spínat

LEIÐBEININGAR:

- Hitið pott yfir meðalhita.
- Blandið sjóðandi vatni saman við rjóma og smjör í skál.
- Setjið ýsu og sósu á pönnuna og látið sjóða þar til vatnið gufar upp og skilur eftir sig rjómalöguð smjörsósa.
- Berið fram ýsu, þakið sósunni á fersku eða visna spínati.

NÆRING: Kaloríur 281 | Heildarfita 10g | Nettó kolvetni: 15g | Prótein 18g)

58.Pönnusteiktur Hake

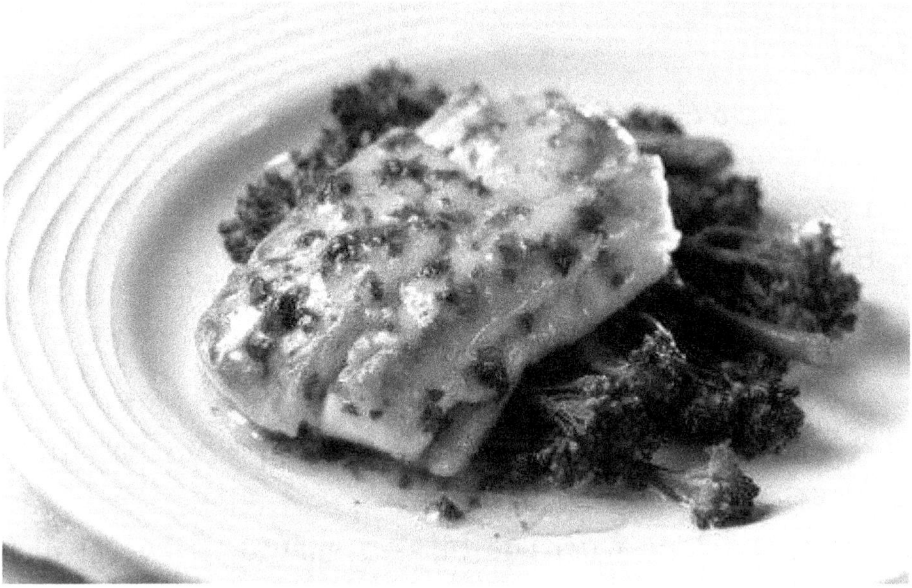

Heildartími: 15 MÍN| Berið fram: 1

Hráefni:

- 1 matskeið ólífuolía
- Salt og pipar eftir smekk
- 1 Saxið flak
- Ferskir sítrónubátar

LEIÐBEININGAR:

- Hitið ólífuolíuna á stórri pönnu við meðalháan hita.
- Þurrkaðu fiskinn með eldhúspappír og kryddaðu síðan með salti og pipar á báðum hliðum.
- Steikið fiskinn í um það bil 4-5 mínútur á hvorri hlið, eftir þykkt, eða þar til hann hefur fengið gullna skorpu og holdið flagnar auðveldlega með gaffli.

NÆRING: Kaloríur 170 | Heildarfita 8g | Nettó kolvetni: 7g | Prótein 18g)

59.Pestó og möndlulax

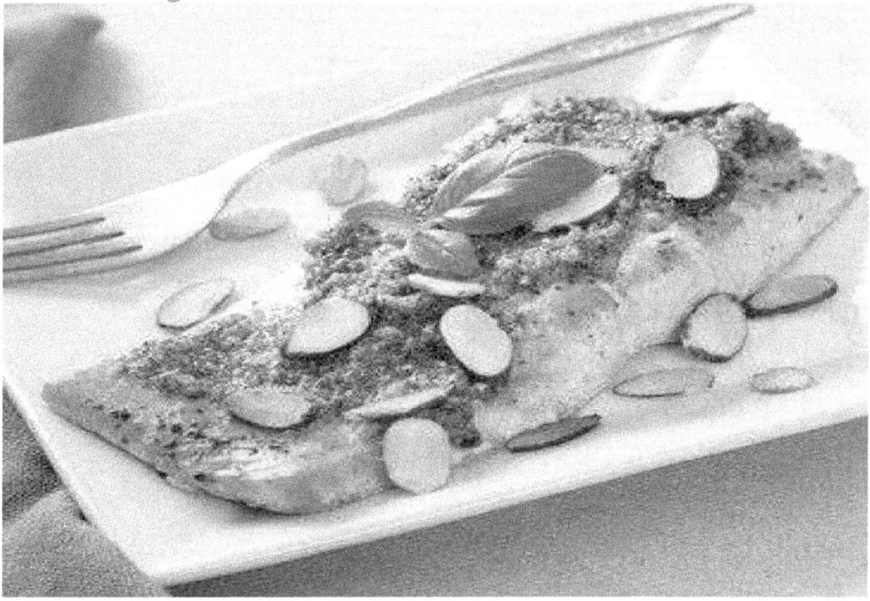

Heildartími: 15 MÍN| Afgreiðsla: 2

Hráefni:

- 1 hvítlauksrif
- ½ sítrónu
- ½ tsk steinselja
- 2 msk smjör
- Handfylli Frisée
- 1 msk Ólífuolía
- ¼ bolli möndlur
- ½ tsk Himalayan salt
- 12 únsur. Laxaflök
- ½ skallottur

LEIÐBEININGAR:

- Bætið möndlum, hvítlauk og ólífuolíu í örgjörva og hrærið þar til blandan er orðin deig. Bætið steinselju, salti og kreistið sítrónusafa út í blönduna og setjið til hliðar þar til þarf.
- Kryddið laxinn með pipar og salti.
- Hitið olíu á pönnu og setjið hýðið af laxi í pottinn og eldið í 3 mínútur á hvorri hlið.
- Bætið smjöri á pönnu og hitið þar til bráðið; húðaðu fiskinn með smjöri og fjarlægðu hann af hitanum.
- Berið fram lax með frisée og pestói.

NÆRING: Kaloríur 610 | Heildarfita 47g | Nettó kolvetni: 6g | Prótein 38g | Trefjar: 1g)

60.Lime avókadó lax

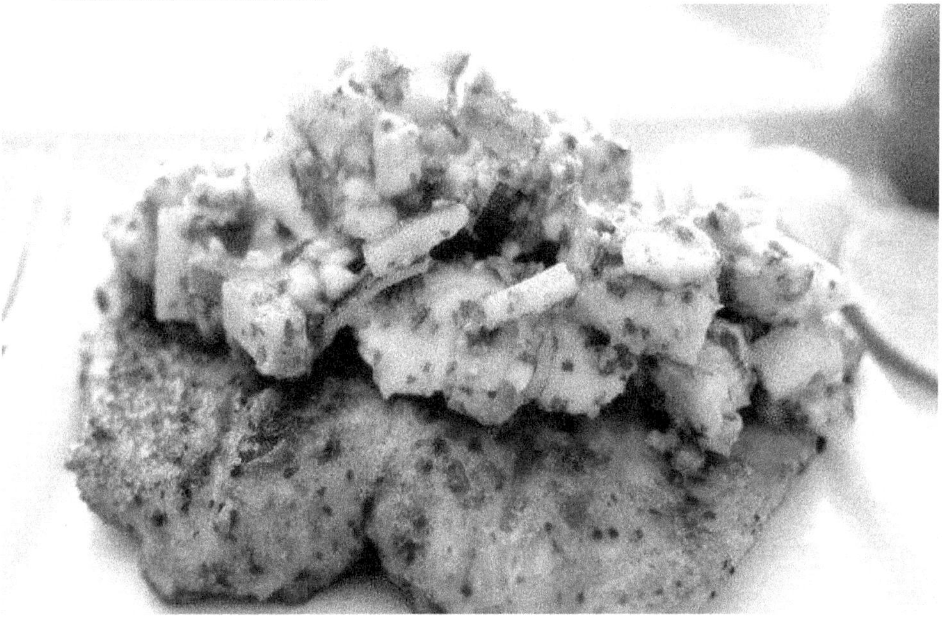

Heildartími: 25 MÍN| Afgreiðsla: 2

Hráefni:

- 1 avókadó
- 2 msk rauðlaukur (saxaður)
- ½ bolli Blómkál
- 12 únsur. Laxflök (2)
- ½ lime

LEIÐBEININGAR:

- Setjið blómkál í örgjörva og blandið þar til áferðin er svipuð og hrísgrjónum.
- Smyrjið pönnuna með eldunarúða og bætið hrísgrjónum á pönnuna, eldið í 8 mínútur með loki á.
- Bætið restinni af hráefnunum nema fiskinum í matvinnsluvél og blandið þar til rjómakennt og slétt.
- Hitið valið af olíu á annarri pönnu og setjið flök með húðinni niður í pottinn. Eldið í 5 mínútur og bætið við pipar og salti eftir smekk. Snúið við og eldið í 5 mínútur í viðbót.
- Berið fram lax með blómkáli og toppið með avókadósósu.

NÆRING: Kaloríur 420 | Heildarfita 27g | Nettó kolvetni: 5g | Prótein 37g | Trefjar: 0,5g)

61.Gljáður sesam engifer lax

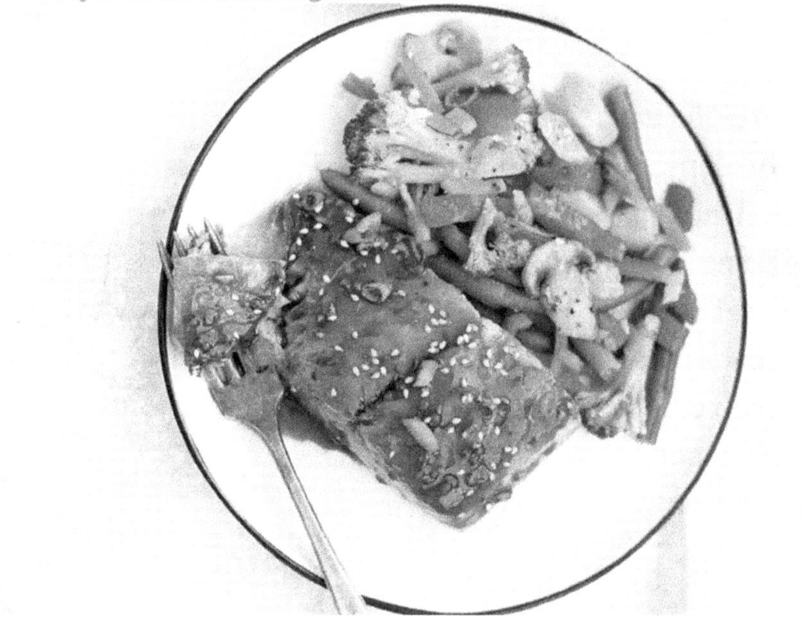

Heildartími: 40 MÍN| Afgreiðsla: 2

Hráefni:

- 2 matskeiðar sojasósa
- 1 msk hrísgrjónavínsedik
- 2 tsk hvítlaukur, rifinn
- 1 msk tómatsósa
- 10oz laxaflök
- 2 tsk sesamolía
- 1 tsk engifer, skorið í teninga
- 1 msk Fiskisósa
- 2 msk hvítvín

LEIÐBEININGAR:

- Blandið sojasósu, ediki, hvítlauk, engifer og fiskisósu saman í skál og bætið við laxi. Marinerið í 15 mínútur.
- Hitið sesamolíu á pönnu þar til reykt er og bætið síðan fiski með roði niður á pönnuna. Eldið í 4 mínútur og snúið svo við og eldið í 4 mínútur til viðbótar eða þar til það er tilbúið.
- Bætið marineringunni í pottinn og eldið í 4 mínútur, takið úr pottinum og setjið til hliðar.
- Bætið hvítu og tómatsósu út í sósuna og sjóðið í 5 mínútur þar til hún minnkar.
- Berið fram fisk með sósu.

NÆRING: Kaloríur 370 | Heildarfita 23,5g | Nettó kolvetni: 2,5g | Prótein 33g)

62.Smjörkennd rækja

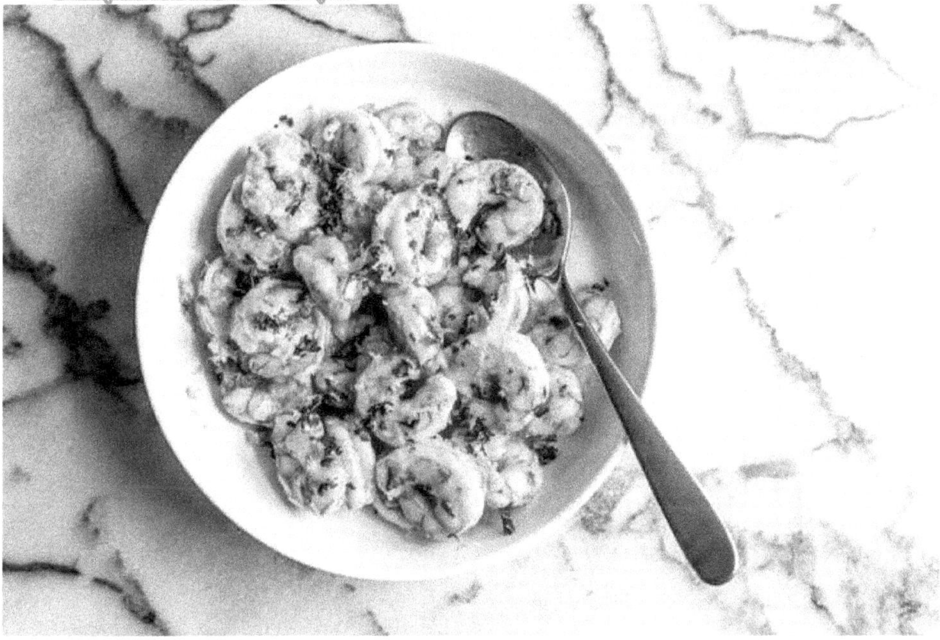

Heildartími: 25 MÍN| Afgreiðsla: 3

Hráefni:

FYRIR SLAGÐAR RÆKJU:

- 2 msk möndlumjöl
- $\frac{1}{4}$ tsk karrýduft
- 1 egg
- 3 msk Kókosolía
- 0,5 únsur Parmigiano-Reggiano
- $\frac{1}{2}$ tsk lyftiduft
- 1 msk Vatn
- 12 meðalstórar rækjur

FYRIR smjörsósuna:

- $\frac{1}{2}$ laukur, saxaður
- 2 taílenskir chili, saxaðir
- $\frac{1}{2}$ bolli þungur rjómi
- Salt
- 2 msk Smjör, ósaltað
- 1 hvítlauksgeiri, skorinn í teninga
- 2 msk karrýlauf
- 0,3 oz þroskaður cheddar
- Svartur pipar
- 1/8 tsk sesamfræ

LEIÐBEININGAR:

- Afhýðið og devein rækjur; þurrkaðu rækjur með pappírshandklæði.
- Blandið saman öllum þurrefnunum fyrir deigið og bætið svo vatni og eggi saman við og blandið vel saman.

- Hitið kókosolíu á pönnu, dýfið rækjum í deigið og steikið þar til þær eru gullnar. Takið úr pottinum og setjið til hliðar til að kólna.
- Bræðið smjör í öðrum potti og steikið laukinn þar til hann er brúnaður. Bætið karrýlaufum, chili og hvítlauk út í og eldið í 3 mínútur eða þar til arómatískt.
- Lækkið hitann og bætið við rjóma og cheddar, eldið þar til sósan þykknar. Bætið rækjum út í og blandið saman við.
- Berið fram toppað með sesamfræjum.

NÆRING: Kaloríur 570 | Heildarfita 56,2g | Nettó kolvetni: 18,4g | Prótein 4,3g | Trefjar 1,4g)

63.Zero Belly Friendly Sushi

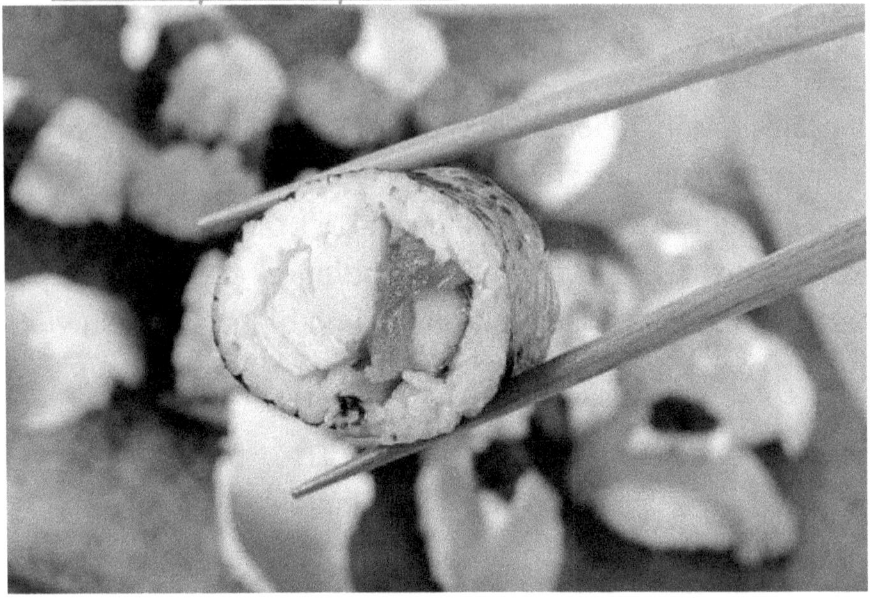

Heildartími: 25 MÍN| Afgreiðsla: 3

Hráefni:

- 16oz blómkál
- 2 msk hrísgrjónaedik, ókryddað
- 5 blöð Nori
- $\frac{1}{2}$ Avókadó, sneið
- 6 oz rjómaostur, mildaður
- 1 msk sojasósa
- Agúrka
- 5 oz reyktur lax

LEIÐBEININGAR:

- Setjið blómkálið í matvinnsluvél og blandið þar til hrísgrjónalíkt samkvæmni er náð.
- Skerið hvern enda af gúrkunni af og skerið hvora hlið af, fleygið miðjunni og sneiðið hliðarnar í strimla. Setjið í ísskáp þar til þarf.
- Hitið pönnu og bætið við blómkáli og sojasósu. Eldið í 5 mínútur eða þar til það er fulleldað og örlítið þurrkað.
- Færið blómkálið í skálina ásamt ediki og osti, blandið saman og setjið í kæli þar til það er kalt. Skerið avókadó og leggið til hliðar.
- Leggðu blað af nori yfir bambusrúllu með plastfilmu, toppaðu með soðnu blómkáli, laxi, gúrku og avókadó. Rúlla og skera.
- Berið fram.

NÆRING: Kaloríur 353 | Heildarfita 25,7g | Nettó kolvetni: 5,7g | Prótein 18,32g | Trefjar: 8g)

64. Fyllt avókadó með túnfiski

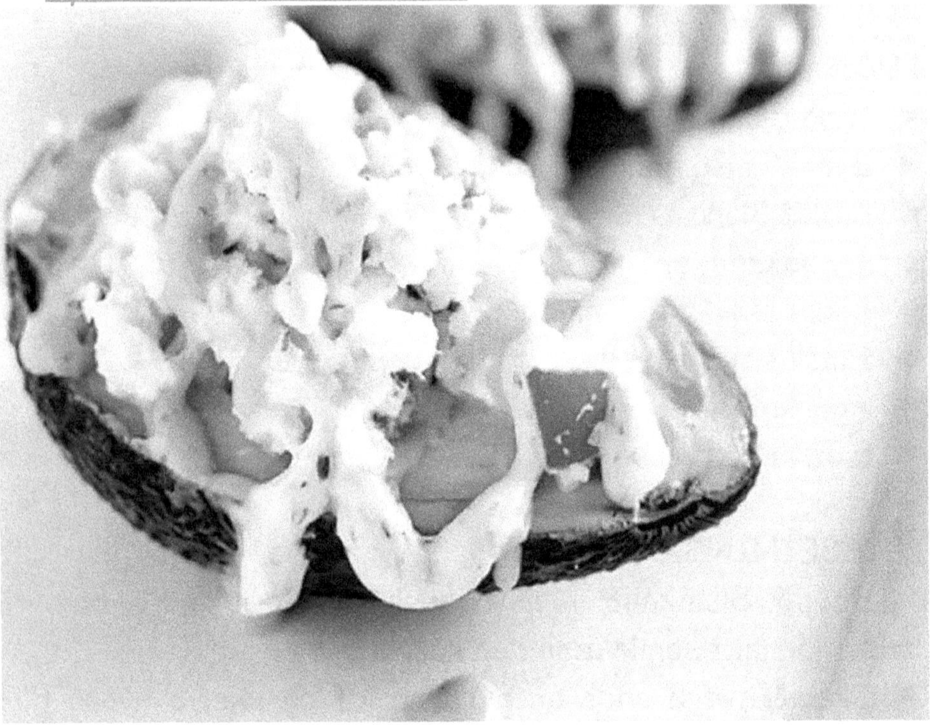

Heildartími: 20 MÍN| Afgreiðsla: 4

Hráefni:

- 2 þroskuð avókadó, skorin í tvennt og skorin
- 1 dós (15 oz.) fastur hvítur túnfiskur pakkaður í vatn, tæmd
- 2 msk majónesi
- 3 grænir laukar, þunnar sneiðar
- 1 msk cayenne pipar
- 1 rauð paprika, söxuð
- 1 msk balsamik edik
- 1 klípa hvítlaukssalt og svartur pipar eftir smekk
-

LEIÐBEININGAR:

- Í skál, blandaðu saman túnfiski, majónesi, cayenne pipar, grænum lauk, rauðum pipar og balsamikediki.
- Kryddið með pipar og salti og pakkið svo avókadóhelmingunum saman við túnfiskblönduna.
- Tilbúið! Berið fram og njótið!

NÆRING: Kaloríur 233,3| Heildarfita 17,77g | Nettó kolvetni: 9,69g | Prótein 7,41g | Trefjar: 6,98g)

65. Herb Baked Lax flök

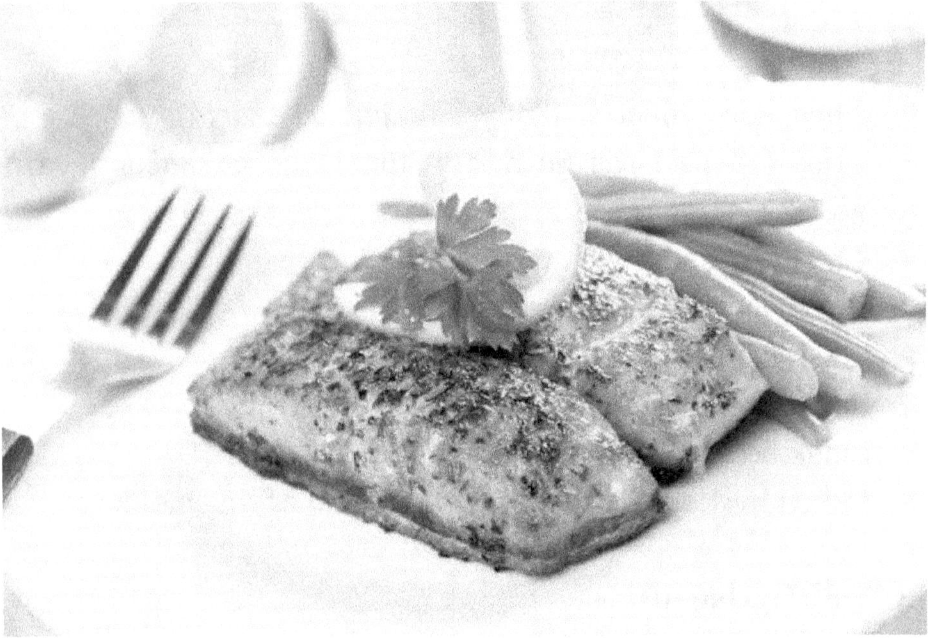

Heildartími: 35 MÍN| Berið fram: 6

Hráefni:

- 2 pund. laxaflök
- 1/2 bolli saxaðir ferskir sveppir
- 1/2 bolli saxaður grænn laukur
- 4 únsur. smjör
- 4 msk kókosolía
- 1/2 bolli tamari sojasósa
- 1 tsk hakkaður hvítlaukur
- 1/4 tsk timjan
- 1/2 tsk rósmarín
- 1/4 tsk estragon
- 1/2 tsk malað engifer
- 1/2 tsk basil
- 1 tsk oregano lauf

LEIÐBEININGAR:

- Forhitið ofninn í 350 gráður F. Klæðið stóra ofnplötu með álpappír.
- Skerið laxaflök í bita. Settu laxinn í Ziploc pokann með tamari sósu, sesamolíu og kryddsósublöndunni. Kælið laxinn og marinerið hann í 4 klst.
- Setjið laxinn í bökunarform og bakið flökin í 10-15 mínútur.
- Bræðið smjörið. Bætið söxuðum ferskum sveppum og grænlauk út í og blandið saman. Takið laxinn úr ofninum og hellið smjörblöndunni yfir laxaflökin og passið að hvert flak sé þakið.
- Bakið í um það bil 10 mínútur í viðbót. Berið fram strax.

NÆRING: Kaloríur 449 | Heildarfita 34g | Nettó kolvetni: 2,7g | Prótein 33g | Trefjar 0,7g)

66. Lax með valhnetuskorpu

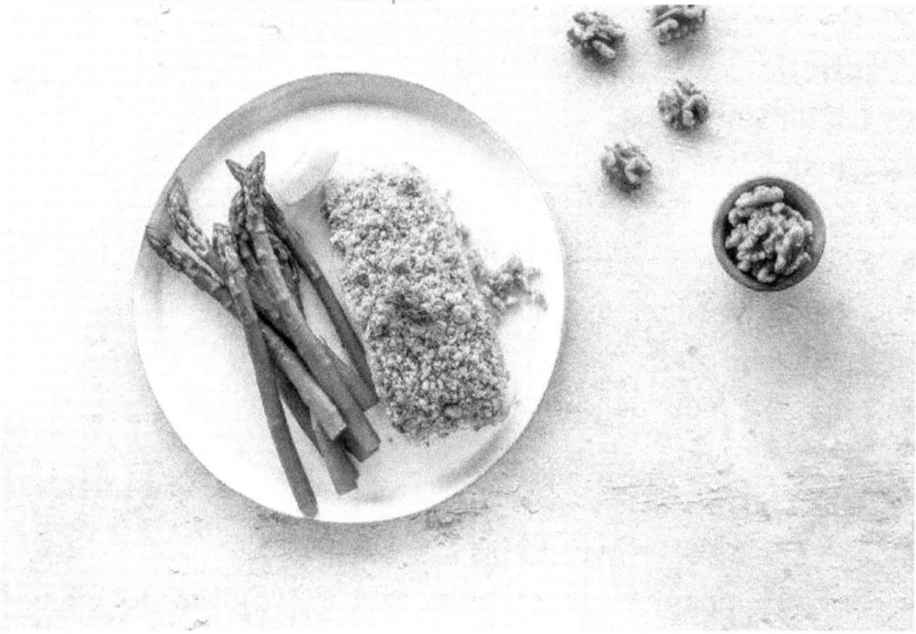

Heildartími: 20 MÍN| Afgreiðsla: 2

Hráefni:

- ½ bolli valhnetur
- ½ msk Dijon sinnep
- 6oz laxflök
- Salt
- 2 msk hlynsíróp, sykurlaust
- ¼ tsk Dill
- 1 matskeið ólífuolía

LEIÐBEININGAR:

- Sjá hér að ofan tvær 350 F.
- Setjið sinnep, síróp og valhnetur í örgjörva og blandið þar til blandan er deig.
- Hitið olíu í potti og setjið skinnhliðina niður á pönnuna og steikið í 3 mínútur.
- Toppið það með valhnetublöndu og setjið í fóðrað eldfast mót.
- Bakið í 8 mínútur.
- Berið fram.

NÆRING: Kaloríur 373 | Heildarfita 43g | Nettó kolvetni: 3g | Prótein 20g | Trefjar 1g)

67.Bakaður gljáður lax

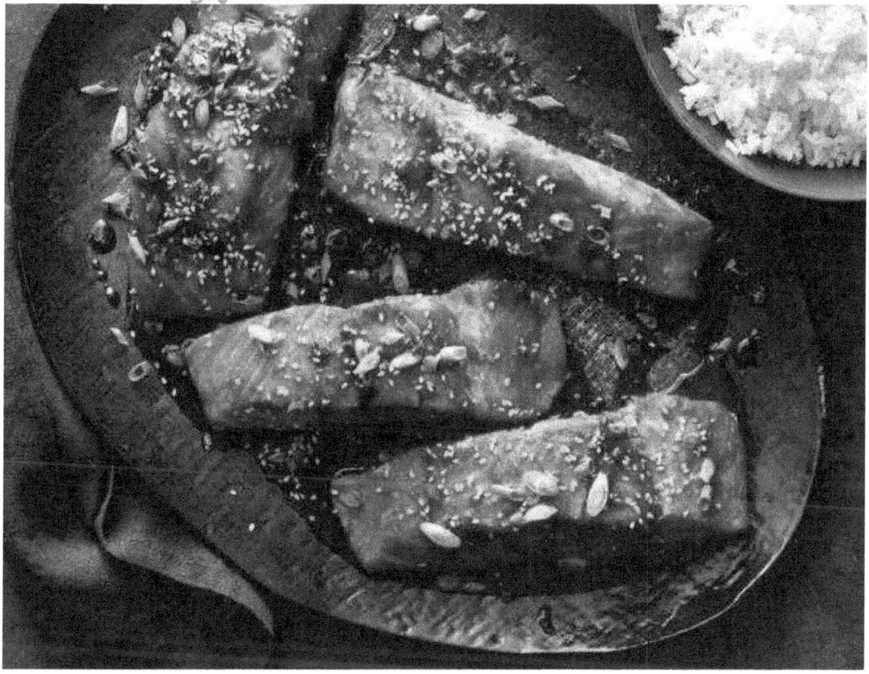

Heildartími: 30 MÍN| Afgreiðsla: 2

Hráefni:

- 2 stk laxaflök
- Fyrir gljáann:
- 1 msk sætt sinnep
- 1 matskeið Dijon sinnep
- 1 msk sítrónusafi
- ½ tsk chiliflögur
- 1 tsk salvía
- Salt tvo lykla
- 1 matskeið ólífuolía

LEIÐBEININGAR:

- Stilltu ofninn á 350 F.
- Þeytið í skál allt hráefnið fyrir gljáann.
- Leggið laxaflökin á bökunarpappírsklædda bökunarplötu og penslið laxaflökin með gljáanum.
- Sett í ofninn til að baka í 20 mínútur. Berið fram heitt.

NÆRING: Kaloríur 379 | Heildarfita 24,9g | Nettó kolvetni: 4,3g | Prótein 35,5 g)

68.Lax hamborgarar

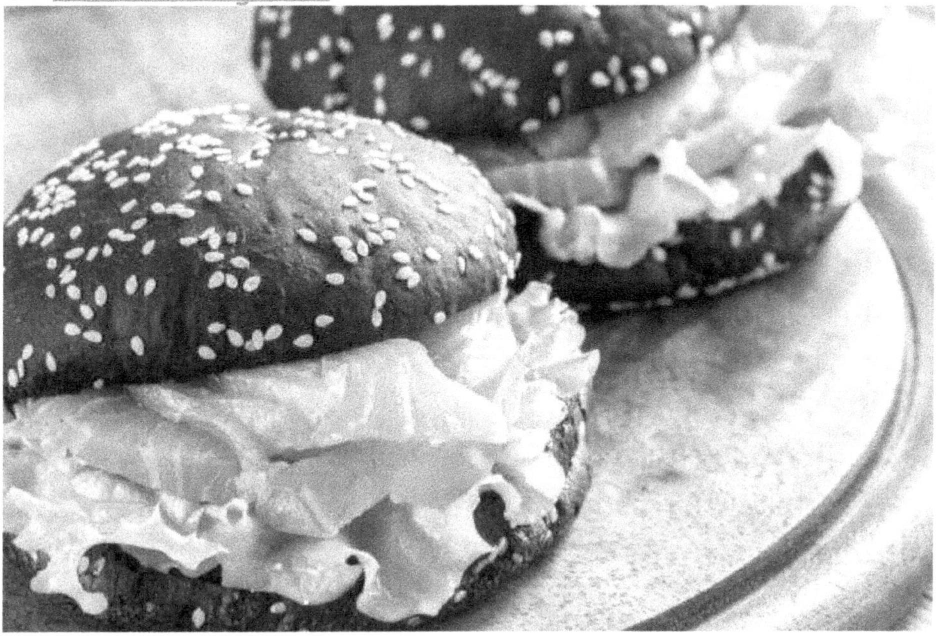

Heildartími: 20 MÍN| Afgreiðsla: 4

Hráefni:

- 1 14.oz getur eldað laxflögur í vatni
- 2 lífræn egg
- 1 bolli glútenlaus brauðrasp
- 1 lítill laukur, saxaður
- 1 msk fersk steinselja, söxuð
- 3 matskeiðar majónesi
- 2 tsk sítrónusafi
- Salt tvo lykla
- 1 matskeið ólífuolía
- 1 msk ghee

LEIÐBEININGAR:

- Brjóttu eggin í skál og notaðu handþeytara til að þeyta þau þar til þau verða loftkennd.
- Bætið brauðmylsnunni í skálina með egginu og blandið vel saman.
- Bætið lauknum, steinseljunni og majónesi út í og blandið aftur.
- Bætið laxflögunum út í og dreypið sítrónusafa og ólífuolíu yfir. Kryddið með salti og hrærið aftur.
- Skiptu blöndunni í 4 hluta og búðu til kex með höndunum.
- Hitið ghee á steypujárnspönnu yfir meðalháum eldi og steikið kexið þar til þær eru gullinbrúnar.
- Berið fram með salati til hliðar.

NÆRING: Kaloríur 281 | Heildarfita 25,2g | Nettó kolvetni: 9,1g | Prótein 6,2g | Trefjar 0,8g)

SÚPUR OG STEIN

69.Rósmarín hvítlauksnautakjöt

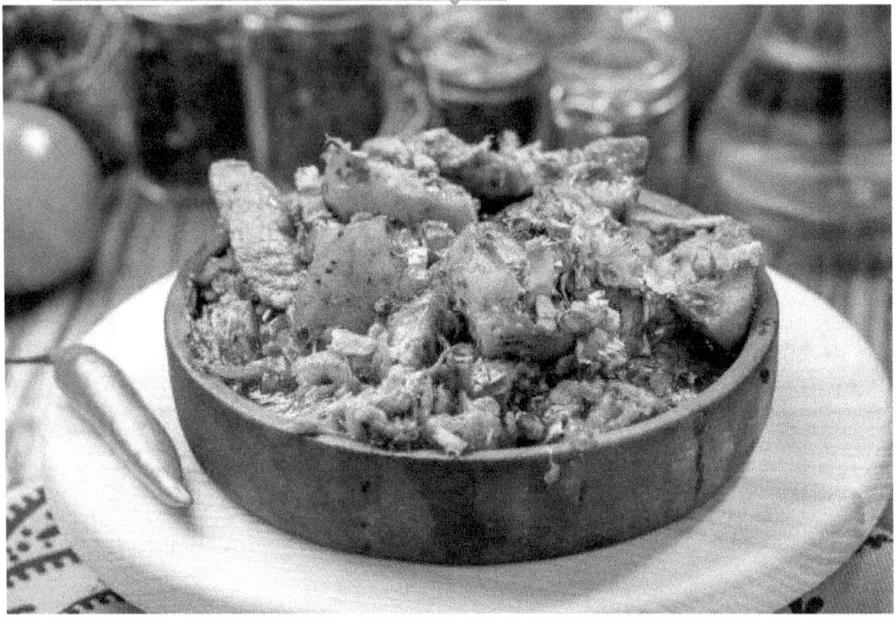

Heildartími: 4 HR 20 MIN| Þjónar: 8)

Hráefni:

- 4 meðalstórar gulrætur, sneiddar
- 4 sellerístangir, skornir í sneiðar
- 1 meðalstór laukur, skorinn í bita
- 2 matskeiðar ólífuolía
- 4 hvítlauksrif, söxuð
- 1,5 lbs nautakjöt steikt kjöt (shin eða chuck)
- Salt og pipar
- ¼ bolli möndlumjöl
- 2 bollar nautakraftur
- 2 matskeiðar Dijon sinnep
- 1 msk Worcestershire sósa
- 1 msk sojasósa
- 1 msk xylitol
- ½ msk þurrkað rósmarín
- ½ tsk timjan

LEIÐBEININGAR:

- Bætið lauk, gulrótum og sellerí í hægan eldavél.
- Bætið steikjakjöti í stóra skál og kryddið með pipar og salti.
- Bætið möndlumjölinu út í og blandið kjötinu þar til það er vel húðað.
- Steikið hvítlaukinn í heitri olíu í um eina mínútu.
- Bætið krydduðu kjötinu og öllu hveitinu af botni skálarinnar á pönnuna.
- Eldið kjötið án þess að hræra í nokkrar mínútur til að leyfa því að brúnast á annarri hliðinni.

- Snúið við og endurtakið þar til allar hliðar nautakjötsins eru brúnaðar.
- Bætið brúnaða nautakjötinu í hæga eldavélina og hrærið saman við grænmetið.
- Bætið nautakraftinum, Dijon sinnepi, Worcestershire sósu, sojasósu, xylitol, timjan og rósmarín á pönnuna.
- Hrærið til að sameina allt hráefnið og leysið brúnuðu bitana af botni pönnu.
- Þegar allt er leyst upp hellið þá sósunni yfir hráefnin í hæga eldavélinni.
- Lokið eldavélinni með loki og eldið á háum hita í fjórar klukkustundir.
- Eftir matreiðslu er lokið tekið af og soðið hrært vel og með gaffli rífið nautakjötið í bita.

NÆRING: Kaloríur 275 | Heildarfita 10g | Nettó kolvetni: 24g | Prótein 22g)

70. Bouillabaisse fiskipottréttur

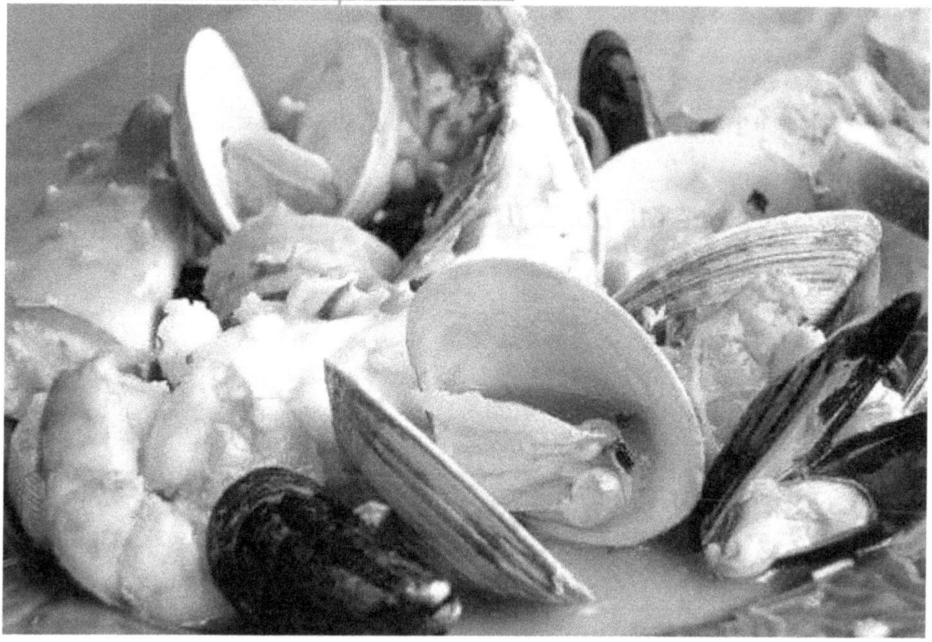

Heildartími: 6 HR 55 MIN| Berið fram: 6

Hráefni:

- 1 bolli þurrt hvítvín
- safi og börkur af 1 appelsínu
- 2 matskeiðar ólífuolía
- 1 stór laukur, skorinn í teninga
- 2 hvítlauksrif, söxuð
- 1 tsk þurrkuð basil
- 1/2 tsk þurrkað timjan
- 1/2 tsk salt
- 1/4 tsk malaður svartur pipar
- 4 bollar fiskikraftur; Einnig má nota kjúklingakraft
- 1 dós sneiddir tómatar, tæmdir
- 1 lárviðarlauf
- 0,9 pund beinlaust, roðlaust hvítfiskflök (t.d. þorskur)
- 0,9 lb rækjur afhýddar og afvegaðar
- 0,9 pund kræklingur í skelinni
- Safi úr 1/2 sítrónu
- 1/4 bolli fersk ítalsk (flatblaða) steinselja

LEIÐBEININGAR:

- Hitið olíuna á stórri pönnu.
- Bætið lauknum út í og steikið allt grænmetið þar til það er næstum meyrt.
- Bætið við hvítlauk, basil, timjan, salti og pipar.
- Hellið víninu og látið suðuna koma upp. Bætið fisksoðinu, appelsínuberknum, tómötunum og lárviðarlaufinu saman við og hrærið saman.
- Hellið öllu í hægan eldavél, hyljið eldavélina og eldið á lágum hita í 4 til 6 klukkustundir.

- Um 30 mínútum áður en borið er fram skaltu stilla eldavélinni á hátt. Hrærið fiskinum og rækjunum saman við sítrónusafann.
- Hrærið út í soðið í eldavélinni, lokið á og eldið þar til fiskurinn er eldaður í um það bil 20 mínútur.
- Bætið kræklingi út í rétt í lokin og leyfið að gufa í 20 mínútur með loki á.

NÆRING: Kaloríur 310 | Heildarfita 30g | Nettó kolvetni: 4g | Prótein 3g)

71. Nautakjöt og spergilkál

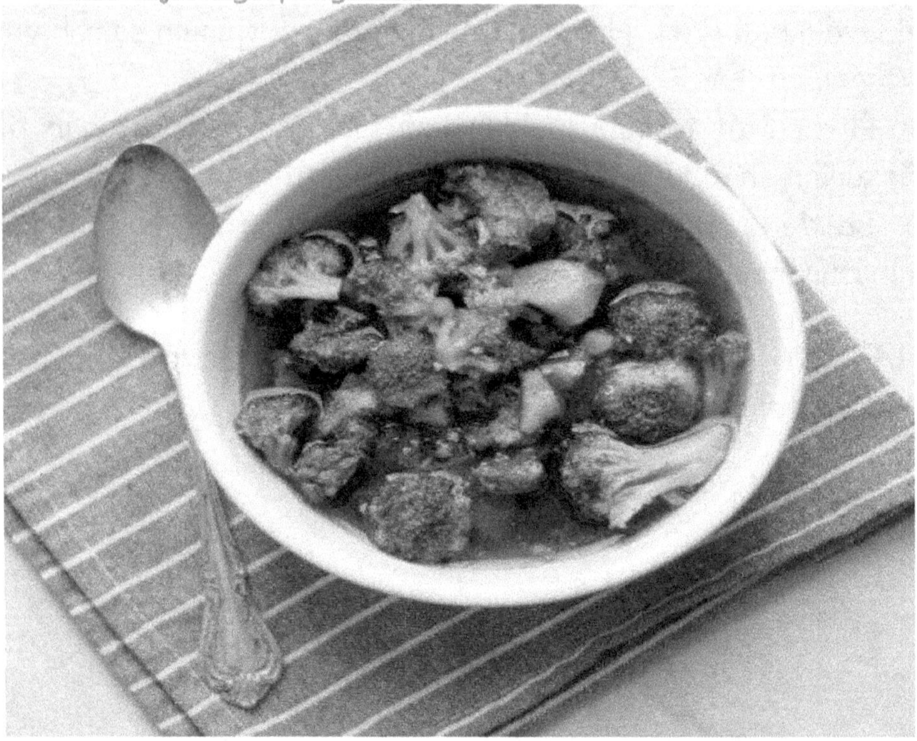

Heildartími: 2 HR 20 MIN| Þjónar: 8)

Hráefni:

- 1 bolli nautakraftur
- 1/4 bolli sojasósa
- 1/4 bolli ostrusósa
- 1/4 bolli Xylitol
- 1 msk sesamolía
- 3 hvítlauksrif, söxuð
- 2,2 lbs beinlaust nautakjötssteikt og þunnt sneið
- 2 msk möndlumjöl eða psyllium hýði
- 2 spergilkálshausar, skornir í báta

LEIÐBEININGAR:

- Hrærið saman nautakrafti, sojasósu, ostrusósu, sykri, sesamolíu og hvítlauk í meðalstórri skál.
- Setjið nautakjöt í hægan eldavél. Bætið sósublöndunni saman við og hrærið varlega til að blanda saman. Lokið og eldið við lágan hita í 90 mínútur.
- Í lítilli skál, þeytið saman 1/4 bolli af vatni og möndlumjöli.
- Hrærið möndlumjölsblöndunni og spergilkálinu í hæga eldavélina.
- Lokið og eldið við háan hita í 30 mínútur til viðbótar.

NÆRING: Kaloríur 370 | Heildarfita 18g | Nettó kolvetni: 4g | Prótein 47g)

72. Kræklingaplokkfiskur

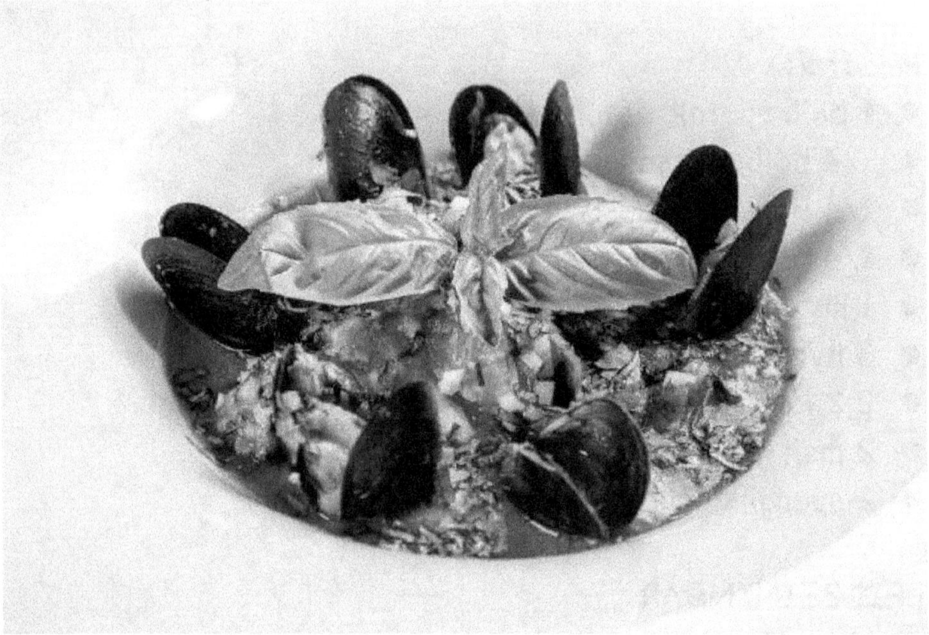

Heildartími: 5 HR 45 MIN| Þjónar: 8)

Hráefni:

- 2,2 pund ferskur eða frosinn, hreinsaður kræklingur
- 3 matskeiðar ólífuolía
- 4 hvítlauksrif, söxuð
- 1 Stór laukur, smátt skorinn
- 1 punnet sveppir, skornir í teninga
- 2 dósir skornir tómatar
- 2 matskeiðar af oregano
- $\frac{1}{2}$ msk basil
- $\frac{1}{2}$ tsk svartur pipar
- 1 tsk paprika
- Skvettu rauðar chiliflögur
- 3/4 bolli vatn

LEIÐBEININGAR:

- Steikið lauk, hvítlauk, skalottlauka og sveppi, skafið allt innihald pönnunnar ofan í pottinn þinn.
- Bætið öllu hráefninu sem eftir er í hæga eldavélina nema kræklinginn. Eldið á lágu í 4-5 klukkustundir, eða á háu í 2-3 klukkustundir. Þú ert að elda þar til sveppirnir þínir eru mjúkir og þar til bragðið blandast saman.
- Þegar sveppirnir þínir eru soðnir og sósan þín tilbúin skaltu lyfta crockpottinum upp í hátt. Bætið hreinsuðum kræklingi í pottinn og festið lokið vel. Eldið í 30 mínútur í viðbót.
- Helltu kræklingnum þínum í skálar með miklu seyði. Ef einhver kræklingur opnaðist ekki við matreiðslu skaltu henda þeim líka

NÆRING: Kaloríur 228 | Heildarfita 9g | Nettó kolvetni: 32g | Prótein 4g)

73.Rjómalöguð kjúklinga- og graskersplokkfiskur

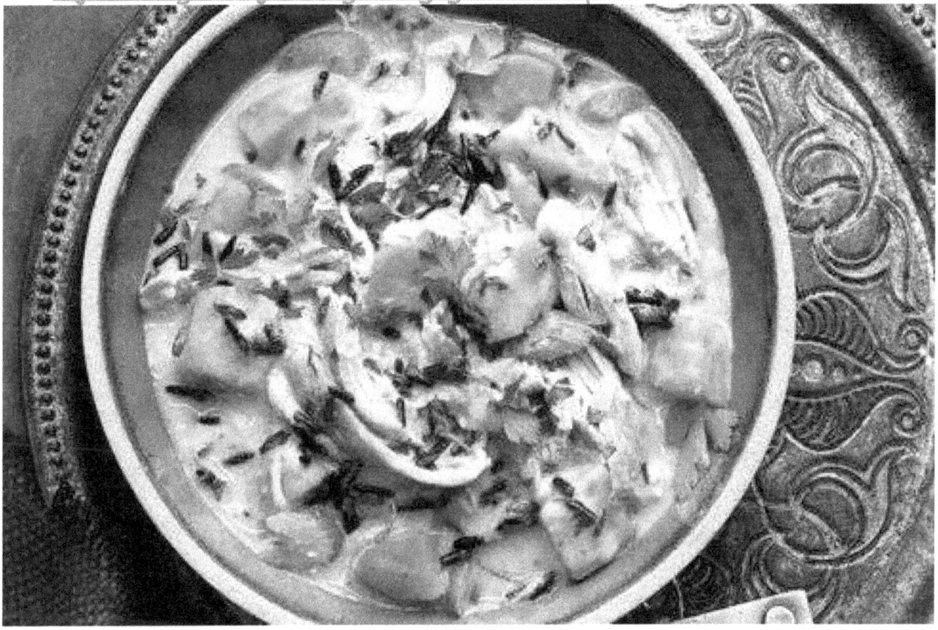

Heildartími: 5 HR| Berið fram: 6

Hráefni:

- 1,3 pund kjúklingur beinlaus kjúklingabringa
- 1 1/4 bollar kjúklingakraftur
- 1 dós uppgufuð mjólk (Full Cream)
- 1/3 bolli af sýrðum rjóma eða crème fraiche
- 1 msk hakkaður hvítlaukur
- ½ bolli rifinn þroskaður cheddar ostur
- Ferskt eða frosið smátt saxað grasker
- Salt og pipar eftir smekk

LEIÐBEININGAR:

- Blandið öllu hráefninu saman í crockpot.
- Lokið og kveikið á pottinum. Eldið í 4,5 klukkustundir á lágum hita eða þar til bæði kjúklingur og grasker eru soðin og mjúk.
- Hrærið sósu í pottinum áður en hún er borin fram.

NÆRING: Kaloríur 321 | Heildarfita 12g | Nettó kolvetni: 17g | Prótein 35g)

74.Sœtar kartöflur

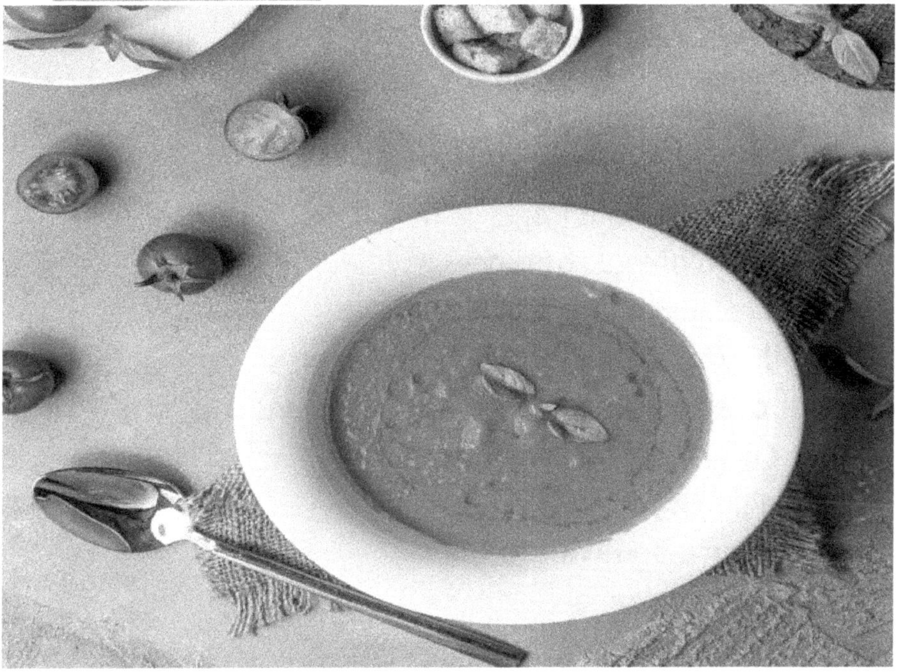

Heildartími: 6 HR 20 MIN| Berið fram: 6

Hráefni:

- 2 bollar sætar kartöflur í teningum
- 4 beinlausar kjúklingabringur
- 4 beinlaus kjúklingalæri
- 2 bollar kjúklingakraftur
- 1 ½ bolli söxuð græn paprika
- 1 ¼ bolli niðurskornir ferskir tómatar
- ¾ bolli dós tómatar, laukur og chili blanda
- 1 msk Cajun eða karrýkrydd
- 2 hvítlauksrif, söxuð
- ¼ bolli rjómalöguð hneta
- Ferskt kóríander
- Saxaðar ristaðar hnetur

LEIÐBEININGAR:

- Í hægum eldavél blandað sætum kartöflum, kjúklingi, seyði, papriku, hægelduðum tómötum, tómötum og grænum chili, Cajun kryddi og hvítlauk.
- Lokið og eldið við lágan hita í 10 til 12 klukkustundir eða við háan hita í 5 til 6 klukkustundir.
- Fjarlægðu 1 bolla heitan vökva úr eldavélinni. Þeytið vökvann með hnetusmjöri í skál. Bætið blöndunni í eldavél.
- Berið fram toppað með kóríander og, ef vill, hnetum.

NÆRING: Kaloríur 399 | Heildarfita 21g | Nettó kolvetni: 13,5g | Prótein 37g)

75.Nautakjöt Shin Stew

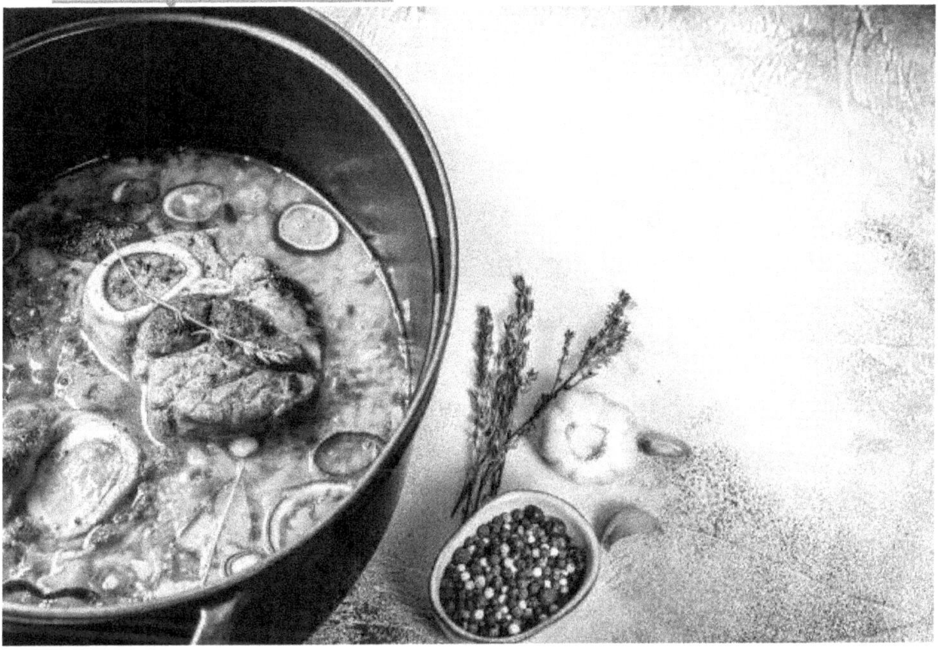

Heildartími: 3 HR 25 MIN| Þjónar: 8)

Hráefni:

- 2 pund. gæða nautakjötsskinn, í teningum
- 4 msk ólífuolía
- 2 rauðlaukar, afhýddir og saxaðir gróft
- 3 stk gulrætur, skrældar og grófsaxaðar
- 3 sellerístafir, snyrtir og grófsaxaðir
- 4 hvítlauksrif, óafhýdd
- nokkrar greinar af fersku rósmaríni
- 2 lárviðarlauf
- 2 bollar sveppir
- 2 bollar barnamergur
- Salt og pipar eftir smekk
- 1 msk psyllium hýði
- 2 dósir af tómötum
- ⅔ Rauðvínsflaska

LEIÐBEININGAR:

- Forhitaðu ofninn þinn í 360 F.
- Hitið ólífuolíu í þykkbotna ofnheldum potti og steikið laukinn, gulræturnar, selleríið, hvítlaukinn, kryddjurtirnar og sveppina í 5 mínútur þar til þær eru aðeins mjúkar.
- Á meðan er nautakjötinu velt upp í psyllium hýði.
- Bætið þá kjötinu í pottinn og hrærið þar til allt hráefnið hefur blandast saman.
- Bætið tómötum, víni og smá salti og pipar út í og hitið varlega að suðu.
- Þegar það er búið að sjóða skaltu slökkva á hitanum og hylja pottinn með tvöfaldri þykkri álpappír og loki.

- Settu pottinn í ofninn til að elda og þróa bragð í 3 klukkustundir eða þar til hægt er að draga nautakjötið í sundur með skeið.
- Smakkið til og bætið við meira salti ef þarf.
- Berið fram og njótið.

NÆRING: Kaloríur 315 | Heildarfita 7g | Nettó kolvetni: 7g | Prótein 20g)

76. Túnfiskur

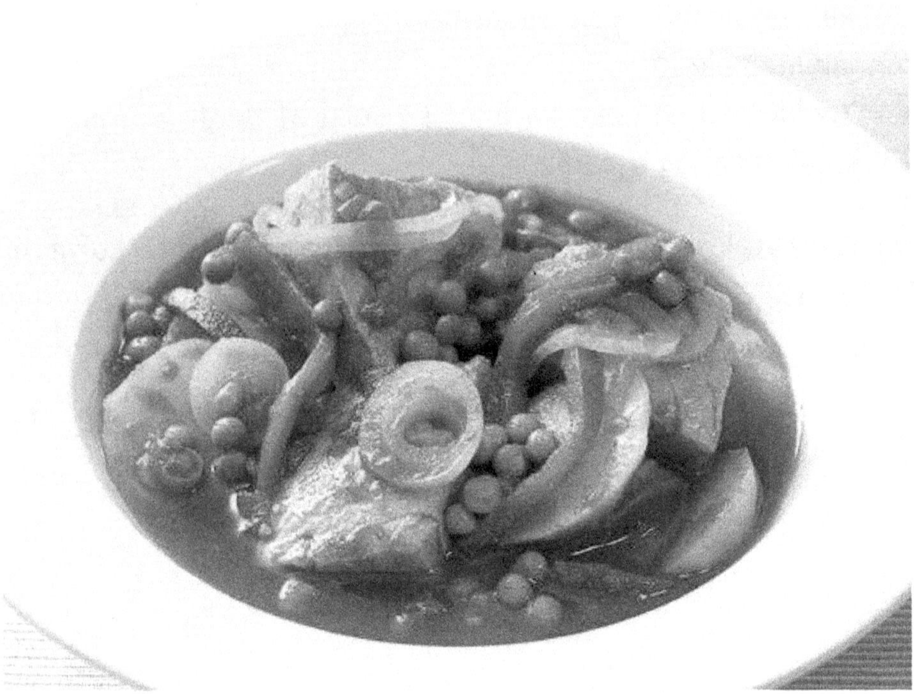

Heildartími: 25 MÍN| Afgreiðsla: 2

Hráefni:

- 1 dós af túnfiski í vatni, tæmd
- 1 msk smjör
- ¼ lítill laukur, smátt saxaður
- 1 hvítlauksgeiri, saxaður
- 1 tsk ferskt engifer, rifið
- ½ dós tómatar, smátt saxaðir
- 1 bolli spínat, smátt saxað
- 1 lítil gulrót, rifin
- 1 tsk karrýduft 1 tsk túrmerik
- ½ tsk cayenne pipar (má sleppa)
- Salt & pipar eftir smekk

LEIÐBEININGAR:

- Steikið lauk, hvítlauk og engifer í smjöri.
- Bætið tómötum út í þegar laukurinn er orðinn mjúkur.
- Stykki og nóg vatn til að gera plokkfisk fyrir spínat, gulrót og túnfisk. Eldið við lágan hita í um það bil 15 mínútur.
- Ekki ofelda spínatið.
- Gufusjóðið 2 bolla af blómkáli, stappið og bætið 1 msk af smjöri saman við. Berið plokkfisk ofan á caulimash.

NÆRING: Kaloríur 253 | Heildarfita 5g | Nettó kolvetni: 7g | Prótein 25g | Trefjar: 2g)

77. Blómkáls- og ostasœfa

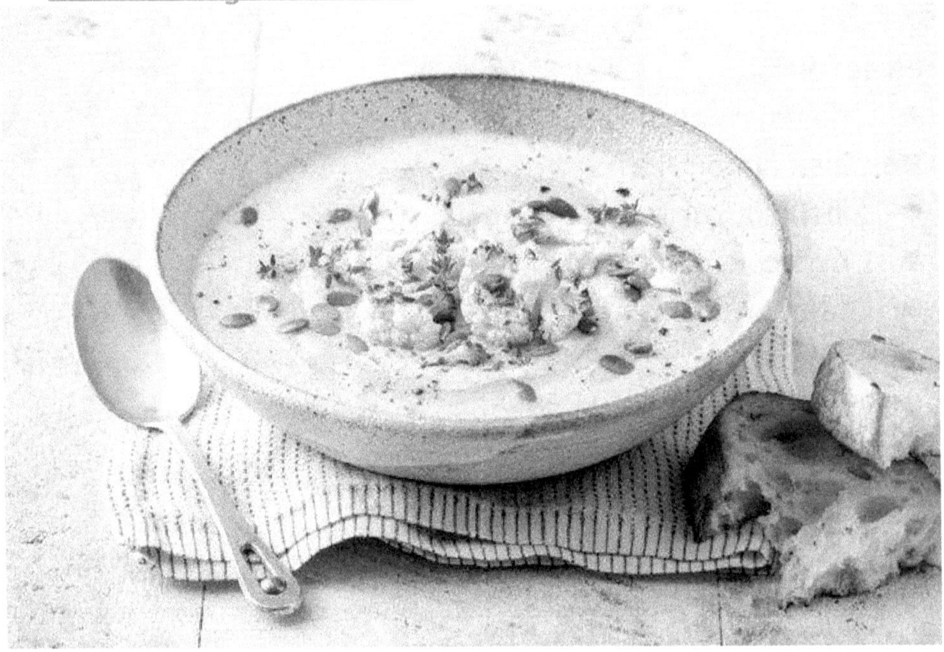

Heildartími: 30 MÍN| Afgreiðsla: 4

Hráefni:

- 4 bollar blómkálsblóm, saxuð
- 4 beikonræmur
- 1 msk lífrænt smjör
- 2 hvítlauksrif, söxuð
- 1 laukur, fínt saxaður
- $\frac{1}{4}$ bolli möndlumjöl
- 4 bollar natríumsnautt kjúklingasoð
- $\frac{1}{2}$ bolli mjólk
- $\frac{1}{4}$ bolli léttur rjómi
- 1 bolli cheddar, rifið
- Salt og pipar eftir smekk

LEIÐBEININGAR:

- Eldið beikonið í stórum potti. Takið úr pottinum þegar það er soðið og setjið til hliðar.
- Notaðu sama pott, stilltu hitann á miðlungs og hentu lauknum út í. Eldið í 3 mínútur og bætið svo hvítlauknum og blómkálsflögunum út í og eldið í 5 mínútur í viðbót.
- Bætið hveitinu út í pottinn og þeytið stöðugt í eina mínútu.
- Hellið kjúklingasoðinu, mjólkinni og létta rjómanum út í og hrærið í 3 mínútur.
- Látið malla í 15 mínútur og slökkvið svo á hitanum.
- Bætið cheddarostinum út í pottinn, kryddið með salti og pipar og hrærið aftur.
- Berið fram með saxuðu beikoninu ofan á.

NÆRING: Kaloríur 268 | Heildarfita 15,9g | Nettó kolvetni: 11,9g | Prótein 19,5g | Trefjar: 3,1 g)

78.Kjúklingabeikonkæfa

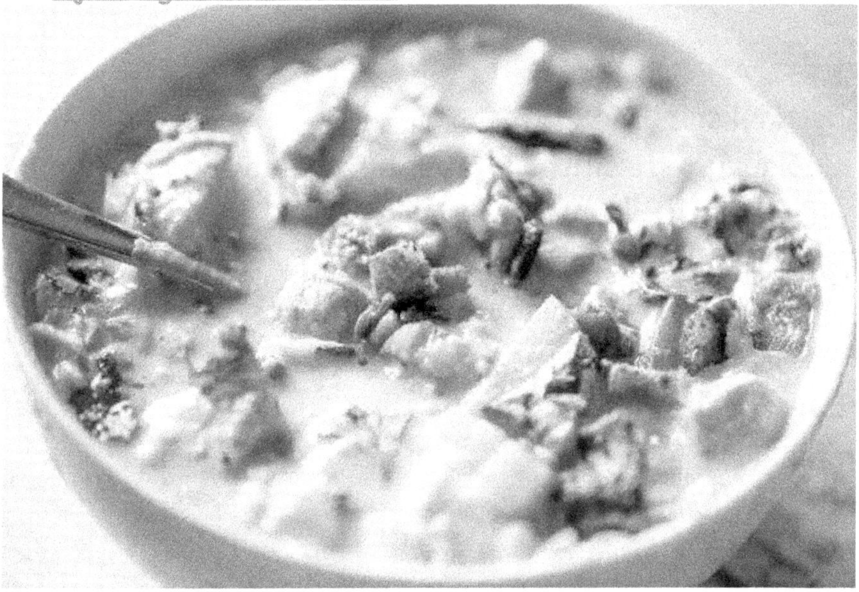

Heildartími: 8 HR s10 MIN| Afgreiðsla: 5

Hráefni:

- 4 hvítlauksrif - söxuð
- 1 blaðlaukur - hreinsaður, snyrtur og skorinn í sneiðar
- 2 rifsber sellerí - skorið í teninga
- 1 punnet button sveppir - sneiddir
- 2 miðlungs sætir laukar - þunnar sneiðar
- 4 msk smjör
- 2 bollar kjúklingakraftur
- 6 beinlausar, roðlausar kjúklingabringur, fiðrildi
- 8 únsur. rjómaostur
- 1 bolli þungur rjómi
- 1 pakki af röndóttu beikoni - soðið stökkt og mulið
- 1 tsk salt
- 1 tsk pipar
- 1 tsk hvítlauksduft
- 1 tsk timjan

LEIÐBEININGAR:

- Veldu lága stillingu á hæga eldavélinni þinni.
- Settu 1 bolla af kjúklingakrafti, lauk, hvítlauk, sveppum, blaðlauk, sellerí, 2 msk af smjöri og saltinu og piparnum í hæga eldavélina.
- Setjið lokið á og eldið hráefnin á lágum hita í 1 klukkustund.
- Brúnið kjúklingabringur á pönnu með 2 msk af smjöri.
- Bætið hinum 1 bolla af kjúklingakrafti út í.
- Skafið botninn á pönnunni til að fjarlægja kjúkling sem kann að hafa fest sig við botninn.

- Takið af pönnunni og setjið til hliðar, hellið fitunni af pönnunni yfir kjúklinginn.
- Bætið timjan, þungum rjóma, hvítlauksdufti og rjómaosti út í hæga eldavélina.
- Hrærið innihaldinu í hæga eldavélinni þar til rjómaosturinn hefur bráðnað inn í réttinn.
- Skerið kjúklinginn í teninga. Bætið beikoninu og kjúklingabitunum í hæga eldavélina. Hrærið hráefni og eldið á lágum hita í 6-8 klukkustundir.

NÆRING: Kaloríur 355 | Heildarfita 21g | Nettó kolvetni: 6,4g | Prótein 28g)

EFTIRLITIR

79. Morgun Zephyr kaka

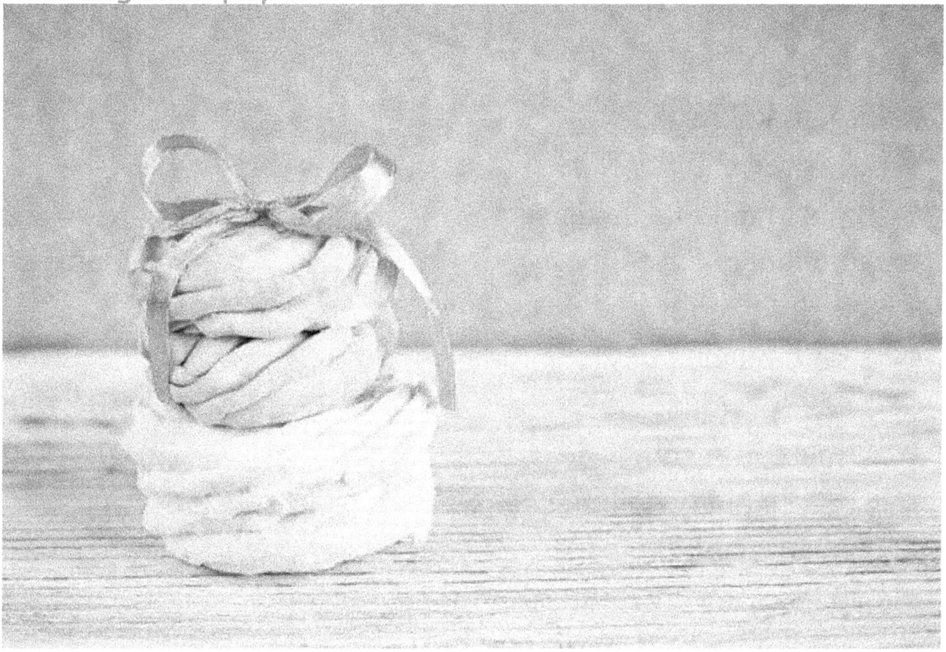

Heildartími: 40 MÍN| Þjónar: 8)

Hráefni:

- 3 msk kókosolía
- 2 msk möluð hörfræ
- 8 msk möndlur, malaðar
- 1 bolli grísk jógúrt
- 1 msk kakóduft til að rykhreinsa
- 1 bolli þungur þeyttur rjómi
- 1 tsk lyftiduft
- 1 tsk matarsódi
- 1 tsk hreinn vanillu essens
- 1 klípa af bleiku salti
- 1 bolli Stevia eða Erythritol sætuefni

LEIÐBEININGAR:

- Forhitið ofninn í 350 F gráður.
- Bætið fyrst möluðum möndlum, möluðum hörfræjum og lyftiduftinu og gosinu í blandarann. Blandið í eina mínútu.
- Bætið salti, kókosolíu út í og blandið aðeins meira saman. Bætið sætuefninu út í og blandið í 2-3 mínútur.
- Bætið grísku jógúrtinni út í og blandið í eina mínútu eða svo þar til fínni þykkt er náð.
- Takið deigið út í skál og bætið vanilludropum út í og blandið saman með léttri hendi.
- Smyrjið bökunarformið og sleppið deiginu í það.
- Bakið í 30 mínútur. Látið kólna á vír grind. Berið fram.

NÆRING: Kaloríur 199,84 | Heildarfita 20,69g | Nettó kolvetni: 3,22g | Prótein 2,56g | Trefjar 1,17g)

80.Hnetusmjörskúlur

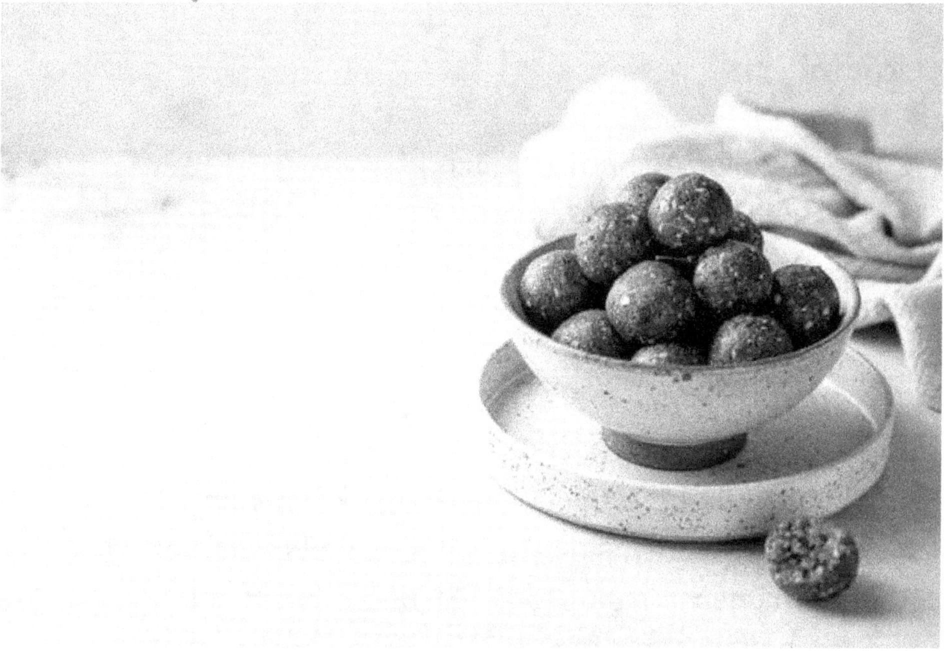

Heildartími: 22 MÍN| Þjónar: 16)

Hráefni:

- 2 egg
- 2 1/2 bollar af hnetusmjöri
- 1/2 bolli rifið kókos (ósykrað)
- 1/2 bolli af Xylitol
- 1 msk af hreinu vanilluþykkni

LEIÐBEININGAR:

- Forhitið ofninn í 320 F.
- Blandið öllu hráefninu saman með höndunum.
- Eftir að hráefnunum hefur verið blandað vel saman er rúllað í hrúgaðar msk stórar kúlur og þrýst á bökunarplötu klædda bökunarpappír.
- Bakið í forhituðum ofni í 12 mínútur.
- Þegar það er tilbúið, látið kólna á grind.
- Berið fram og njótið.

NÆRING: Kaloríur 254,83 | Heildarfita 21,75 g | Nettó kolvetni: 8,31g | Prótein 10,98g | Trefjar 2,64g)

81.Pecan hörfræ Blondies

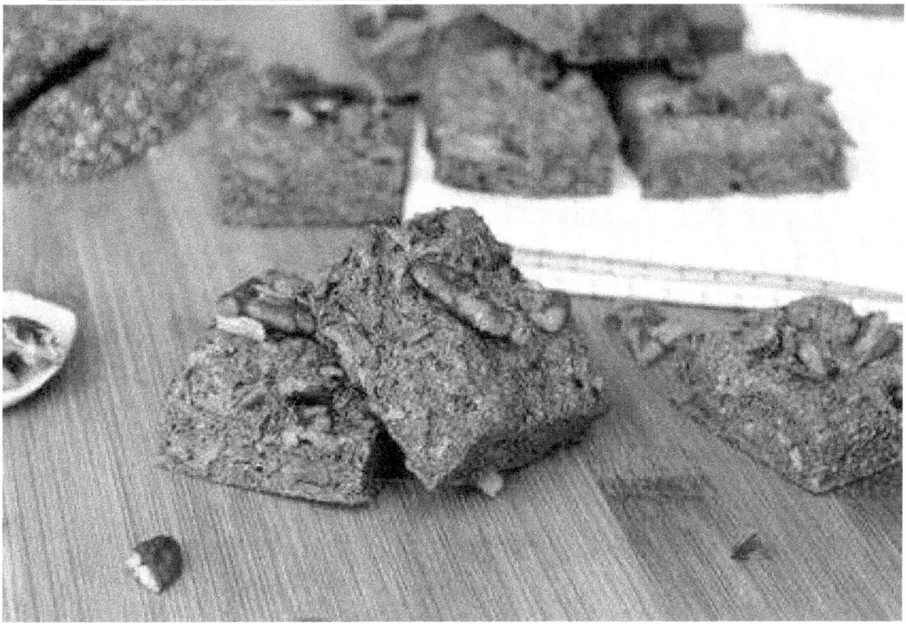

Heildartími: 40 MÍN| Þjónar: 16)

Hráefni:

- 3 egg
- 2 1/4 bollar pekanhnetur, ristaðar
- 3 msk þungur rjómi
- 1 msk salt karamellusíróp
- 1/2 bolli hörfræ, möluð
- 1/4 bolli smjör, brætt
- 1/4 bolli erýtrítól, í duftformi
- 10 dropar Liquid Stevia
- 1 tsk lyftiduft
- 1 klípa af salti

LEIÐBEININGAR:

- Forhitið ofninn í 350F.
- Ristið pekanhnetur í ofnpönnu í 10 mínútur.
- Malið 1/2 bolli hörfræ í kryddkvörn. Setjið hörfræduft í skál. Malið Erythritol í kryddkvörn þar til það er duft. Setjið í sömu skál og hörfræmjölið.
- Setjið 2/3 af ristuðum pekanhnetum í matvinnsluvél og vinnið þar til slétt hnetusmjör myndast.
- Bætið eggjum, fljótandi Stevia, saltkaramellusírópi og klípu af salti við hörfræblönduna. Blandið vel saman. Bætið pekansmjöri við deigið og blandið aftur.
- Myljið afganginn af ristuðu pekanhnetunum í bita.
- Bætið muldum pekanhnetum og 1/4 bolli af bræddu smjöri út í deigið.
- Blandið deiginu vel saman og bætið svo þungum rjóma og lyftidufti út í. Blandið öllu vel saman.
- Setjið deigið í bökunarplötuna og bakið í 20 mínútur.

- Kælið aðeins í um 10 mínútur.
- Skerið í ferninga og berið fram.

NÆRING: Kaloríur 180,45 | Heildarfita 18,23g | Nettó kolvetni: 3,54g | Prótein 3,07g | Trefjar 1,78g)

82.Piparmyntu súkkulaðiís

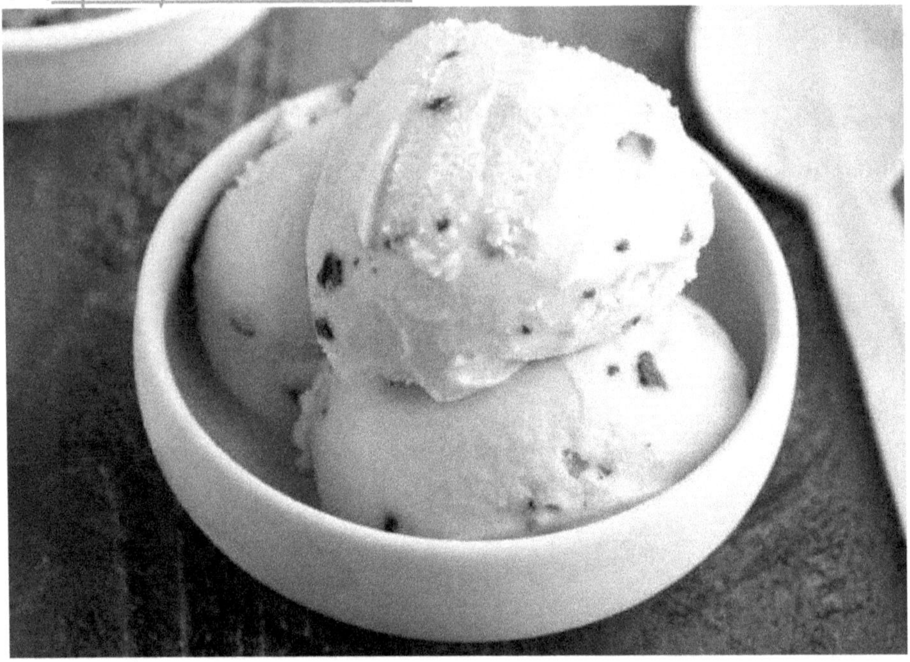

Heildartími: 35 MÍN| Afgreiðsla: 3

Hráefni:

- 1/2 tsk piparmyntuþykkni
- 1 bolli þungur rjómi
- 1 bolli rjómaostur
- 1 tsk hreint vanilluþykkni
- 1 tsk fljótandi Stevia þykkni
- 100% dökkt súkkulaði til áleggs

LEIÐBEININGAR:

- Settu ísskálina í frysti.
- Bætið öllu hráefninu nema súkkulaði í málmskál og þeytið vel.
- Setjið aftur í frysti í 5 mínútur.
- Settu upp ísvél og bætið vökva við.
- Áður en ísinn er borinn fram skaltu toppa ísinn með súkkulaðispænum. Berið fram.

NÆRING: Kaloríur 286,66 | Heildarfita 29,96g | Nettó kolvetni: 2,7g | Prótein 2,6g)

83.Uppblásnar kókosvöfflur

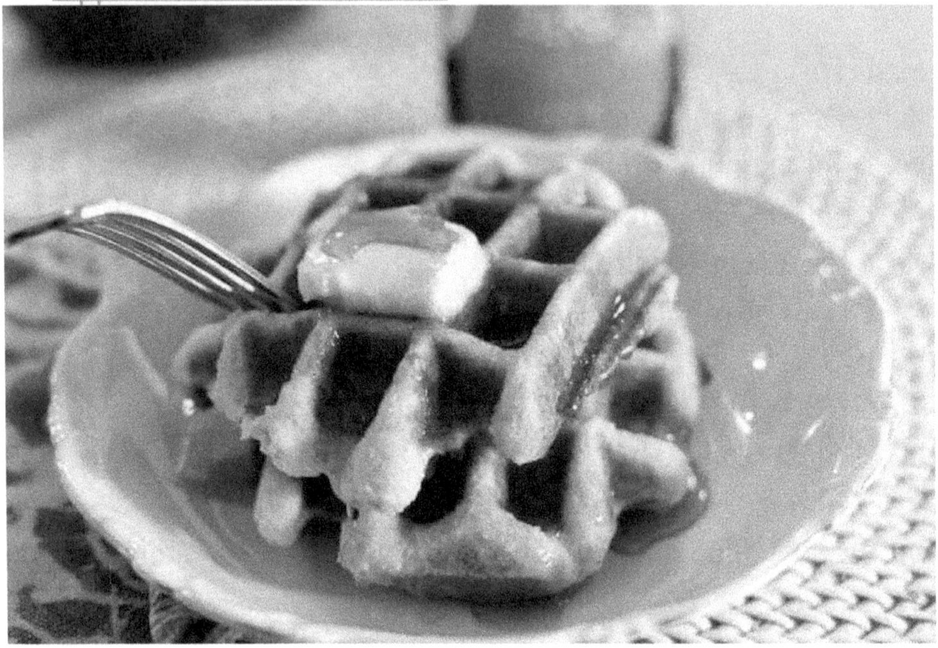

Heildartími: 20 MÍN| Þjónar: 8)

Hráefni:

- 1 bolli kókosmjöl
- 1/2 bolli þungur (þeyttur) rjómi
- 5 egg
- 1/4 tsk bleikt salt
- 1/4 tsk matarsódi
- 1/4 bolli kókosmjólk
- 2 tsk Yacon síróp
- 2 msk kókosolía (brætt)

LEIÐBEININGAR:

- Bætið eggjunum í stóra skál og þeytið með rafmagnshrærivél í 30 sekúndur.
- Bætið þungum (þeyttum) rjómanum og kókosolíu út í eggin á meðan þú ert enn að blanda saman. Bætið kókosmjólkinni, kókosmjölinu, bleiku salti og matarsódanum út í. Blandið með handþeytara í 45 sekúndur á lágum hraða. Setja til hliðar.
- Hitaðu vöffluvélina þína vel og gerðu vöfflurnar í samræmi við forskrift framleiðanda.
- Berið fram heitt.

NÆRING: Kaloríur 169,21 | Heildarfita 12,6g | Nettó kolvetni: 9,97g | Prótein 4,39g | Trefjar 0,45g)

84. Hindberja súkkulaðikrem

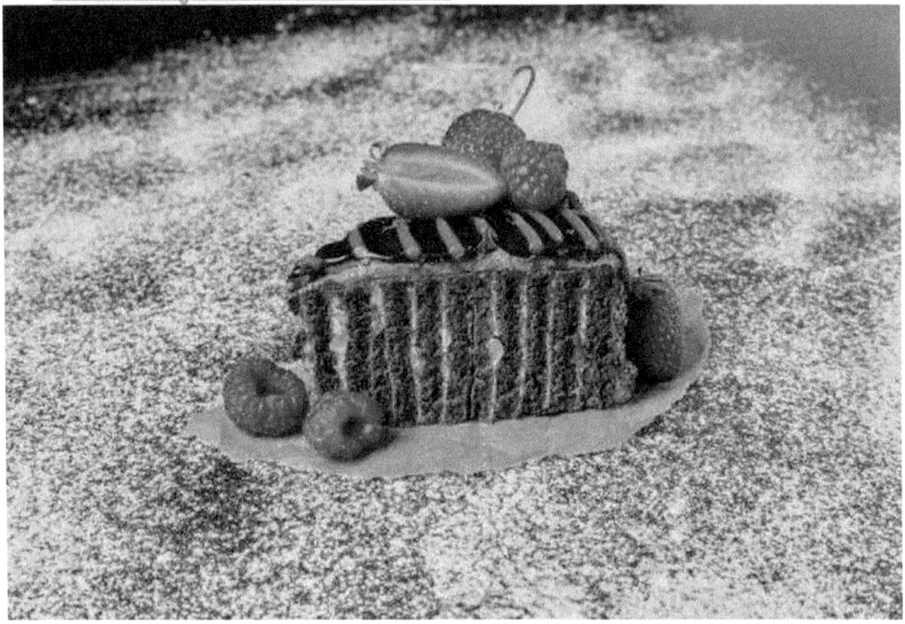

Heildartími: 15 MÍN| Afgreiðsla: 4

Hráefni:

- 1/2 bolli 100% dökkt súkkulaði, saxað
- 1/4 bolli af þungum rjóma
- 1/2 bolli rjómaostur, mildaður
- 2 msk sykurlaust hindberjasíróp
- 1/4 bolli Erythritol

LEIÐBEININGAR:

- Bræðið saxað súkkulaði og rjómaostinn í tvöföldum katli. Bætið við Erythritol sætuefninu og haltu áfram að hræra. Takið af hitanum, látið kólna og setjið til hliðar.
- Þegar kremið hefur kólnað er þungum rjóma og hindberjasírópi bætt út í og hrært vel.
- Hellið rjóma í skálar eða glös og berið fram. Geymið í kæli.

NÆRING: Kaloríur 157,67 | Heildarfita 13,51g | Nettó kolvetni: 7,47g | Prótein 1,95g | Trefjar 1g)

85.Hrá kakó heslihnetukökur

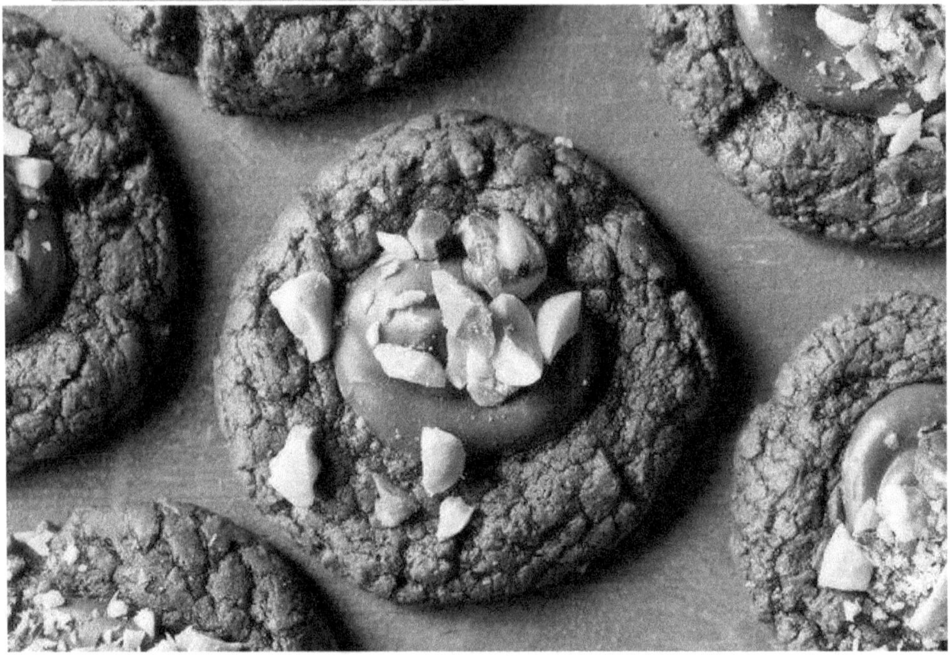

Heildartími: 6 HR| Þjónar: 24)

Hráefni:

- 2 bollar möndlumjöl
- 1 bolli saxaðar heslihnetur
- 1/2 bolli kakóduft
- 1/2 bolli malað hör
- 3 msk kókosolía (brætt)
- 1/3 bolli vatn
- 1/3 bolli Erythritol
- 1/4 tsk fljótandi Stevia

LEIÐBEININGAR:

- Blandið saman hör og möndlumjöli, kakódufti í skál.
- Hrærið olíu, vatni, agave og vanillu saman við. Þegar það er vel blandað saman skaltu hræra niður hakkuðum heslihnetum.
- Mótið kúlur, þrýstið flatt með lófum og setjið á þurrkara skjái.
- Þurrkaðu eina klukkustund við 145, lækkaðu síðan í 116 og þurrkaðu í að minnsta kosti fimm klukkustundir.
- Berið fram og njótið.

NÆRING: Kaloríur 181,12 | Heildarfita 15,69g | Nettó kolvetni: 8,75g | Prótein 4,46g | Trefjar: 3,45 g)

86. Syndalaus graskersostakökumuffins

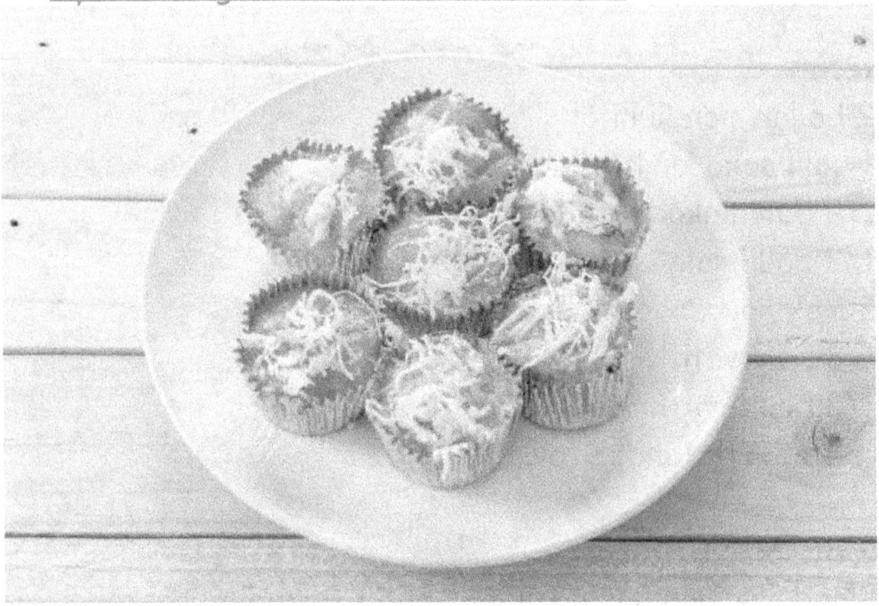

Heildartími: 15 MÍN| Berið fram: 6

Hráefni:

- 1/2 bolli maukað grasker
- 1 tsk graskersbökukrydd
- 1/2 bolli pekanhnetur, fínmalaðar
- 1/2 bolli rjómaostur
- 1 msk kókosolía
- 1/2 tsk hreint vanilluþykkni
- 1/4 tsk hreint Yacon síróp eða Erythritol

LEIÐBEININGAR:

- Útbúið muffinsform með fóðrum.
- Setjið nokkrar malaðar pekanhnetur í hvert muffinsform og búið til þunnt skorpu.
- Blandið sætuefni, kryddi, vanillu, kókos og graskersmauki saman í skál. Bætið rjómaostinum út í og þeytið þar til blandan hefur blandast vel saman.
- Skelltu um tvær matskeiðar af fyllingarblöndu ofan á hverja skorpu og sléttaðu brúnirnar.
- Sett í frysti í um 45 mínútur.
- Takið úr muffinsforminu og látið standa í 10 mínútur. Berið fram.

NÆRING: Kaloríur 157,34 | Heildarfita 15,52g | Nettó kolvetni: 3,94g | Prótein 2,22g | Trefjar: 1,51g)

87. Súr heslihnetukex með Arrowroot Tea

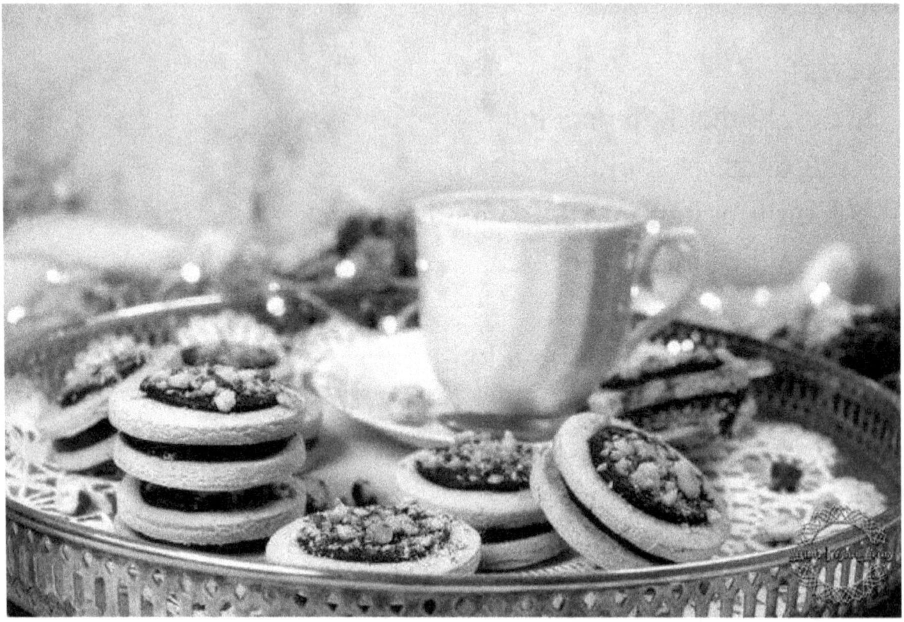

Heildartími: 50 MÍN| Þjónusta: 12

Hráefni:

- 1 egg
- 1/2 bolli heslihnetur
- 3 msk af kókosolíu
- 2 bollar möndlumjöl
- 2 msk af arrowroot te
- 2 tsk engifer
- 1 msk kakóduft
- 1/2 bolli greipaldinsafi
- 1 appelsínubörkur úr hálfri appelsínu
- 1/2 tsk matarsódi
- 1 klípa af salti

LEIÐBEININGAR:

- Forhitaðu ofninn í 360 F.
- Búðu til arrowroot te og láttu það kólna.
- Blandið heslihnetunum saman í matvinnsluvél. Bætið restinni af hráefnunum saman við og haltu áfram að blanda þar til það hefur blandast vel saman. Myndaðu kökur með deiginu með höndunum.
- Setjið kökurnar á bökunarpappír og bakið í 30-35 mínútur. Þegar það er tilbúið skaltu taka bakkann úr ofninum og láta hann kólna.
- Berið fram heitt eða kalt.

NÆRING: Kaloríur 224,08 | Heildarfita 20,17g | Nettó kolvetni: 8,06g | Prótein 6,36g | Trefjar 3,25 g)

88. Tartar Zero-Belly Cookies

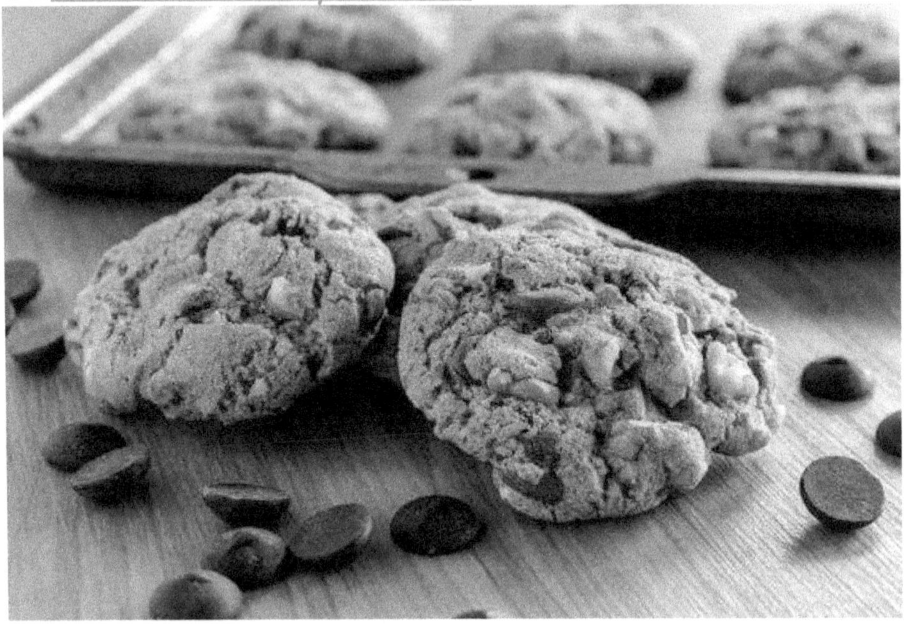

Heildartími: 35 MÍN| Þjónar: 8)

Hráefni:

- 3 egg
- 1/8 tsk rjómi af tartar
- 1/3 bolli rjómaostur
- 1/8 tsk salt
- Smá olía til að smyrja

LEIÐBEININGAR:

- Forhitið ofninn í 300 F.
- Klæðið kökupappírinn með smjörpappír og smyrjið með smá olíu.
- Skiljið egg frá eggjarauðunum. Setjið bæði í mismunandi blöndunarskálar.
- Byrjaðu að þeyta eggjahvíturnar með rafmagnshandþeytara þar til þær eru mjög freyðandi. Bætið vínsteinsrjóma út í og þeytið þar til stífir toppar myndast.
- Í eggjarauðuskálina bætið við rjómaosti og smá salti. Þeytið þar til eggjarauðurnar eru fölgular.
- Blandið eggjahvítunum saman við rjómaostablönduna. Hrærið vel.
- Gerðu smákökur og settu á kökuplötuna.
- Bakið í um 30-40 mínútur. Þegar það er tilbúið, látið þá kólna á vírgrindi og berið fram.

NÆRING: Kaloríur 59,99 | Heildarfita 5,09g | Nettó kolvetni: 0,56g | Prótein 2,93g)

89. Villtur jarðaberjaís

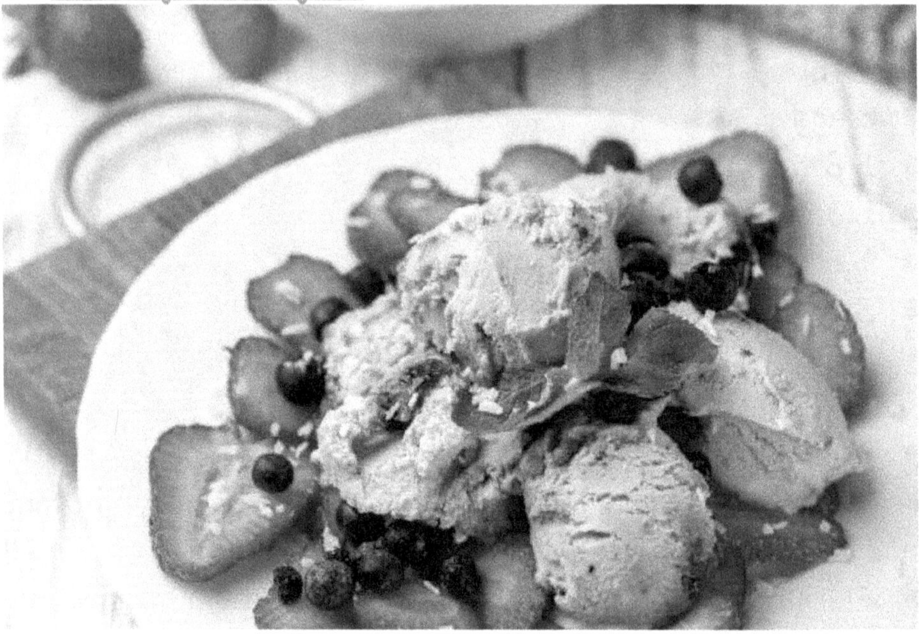

Heildartími: 5 MÍN| Afgreiðsla: 4

Hráefni:

- 1/2 bolli villijarðarber
- 1/3 bolli rjómaostur
- 1 bolli þungur rjómi
- 1 msk sítrónusafi
- 1 tsk hreint vanilluþykkni
- 1/3 bolli af uppáhalds sætuefninu þínu
- Ísmolar

LEIÐBEININGAR:

- Setjið allt hráefnið í blandara. Blandið þar til allt hefur blandast vel saman.
- Geymið í kæli í 2-3 klukkustundir áður en það er borið fram.

NÆRING: Kaloríur 176,43 | Heildarfita 17,69g | Nettó kolvetni: 3,37g | Prótein 1,9g | Trefjar 0,39g)

90.Lítil sítrónu ostakökur

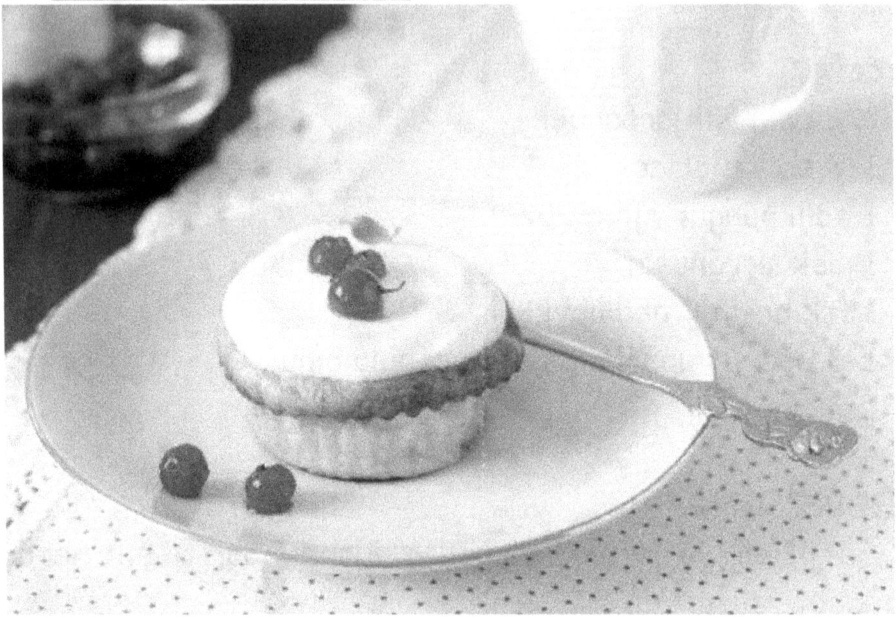

Heildartími: 5 MÍN| Berið fram: 6

Hráefni:

- 1 msk sítrónubörkur, rifinn
- 1 tsk sítrónusafi
- ½ tsk steviuduft eða (Truvia)
- 1/4 bolli kókosolía, milduð
- 4 msk ósaltað smjör, mýkt
- 4 aura rjómaostur (þungur rjómi)

LEIÐBEININGAR:

- Blandið öllu hráefninu saman með handþeytara eða blandara þar til það er slétt og rjómakennt.
- Útbúið bollaköku- eða muffinsform með 6 pappírsfóðrum.
- Hellið blöndunni í tilbúið form og setjið í frysti í 2-3 klukkustundir eða þar til það er stíft.
- Stráið bollum með viðbótar sítrónuberki. Eða reyndu að nota saxaðar hnetur eða rifna, ósykraða kókos.

NÆRING: Kaloríur 213 | Heildarfita 23g | Nettó kolvetni: 0,7g | Prótein 1,5g | Trefjar: 0,1 g)

91.Fudgy hnetusmjör ferningur

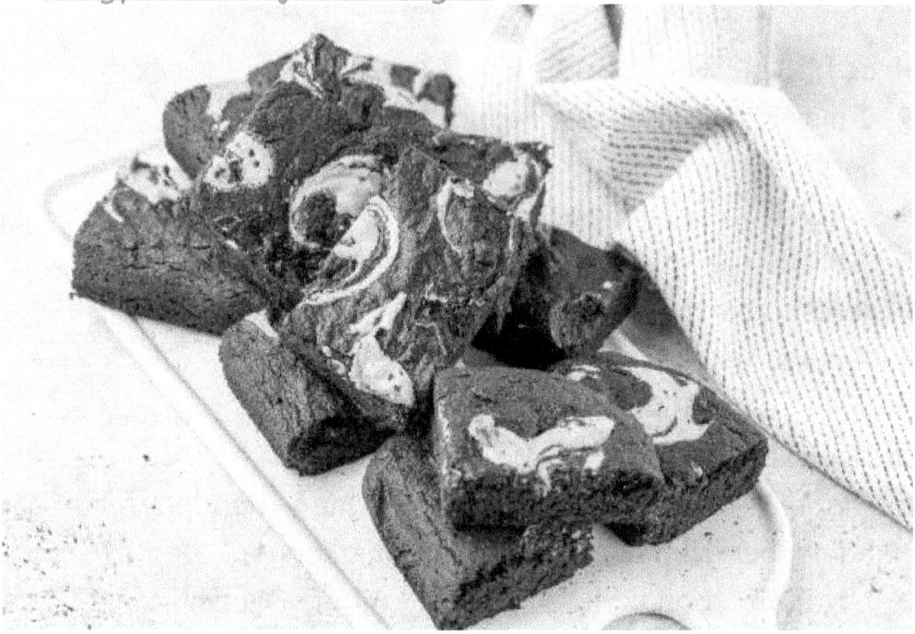

Heildartími: 10 MÍN| Þjónusta: 12

Hráefni:

- 1 bolli náttúrulegt rjómalöguð hnetusmjör
- 1 bolli kókosolía
- 1/4 bolli ósykrað vanillu möndlumjólk
- klípa af grófu sjávarsalti
- 1 tsk vanilluþykkni
- 2 tsk fljótandi stevia (má sleppa)

LEIÐBEININGAR:

- Í örbylgjuþolinni skál, mýkið hnetusmjörið og kókosolíuna saman. (Um 1 mínúta á lágum hita.)
- Blandið mjúka hnetusmjörinu og kókosolíu saman við afganginn af hráefninu í blandara eða matvinnsluvél.
- Blandið þar til það hefur blandast vel saman.
- Hellið í 9X4" brauðform sem hefur verið klætt með smjörpappír.
- Geymið í kæli þar til sést. Um 2 klst.
- Njóttu.

NÆRING: Kaloríur 292 | Heildarfita 28,9g | Nettó kolvetni: 4,1g | Prótein 6g | Trefjar 1,4g)

92. Sítrónuferningur og kókosrjómi

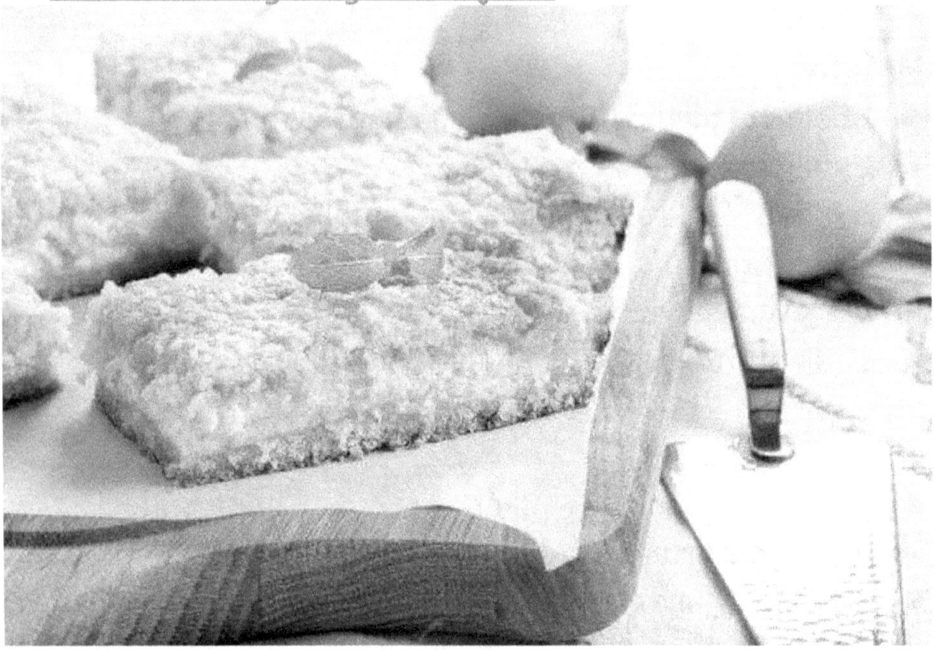

Heildartími: 1 HR 5 MIN| Þjónar: 8)

Hráefni:

GRUNNI:

- 3/4 bolli kókosflögur
- 2 msk kókosolía
- 1 msk malaðar möndlur

Rjómi:

- 5 egg
- 1/2 sítrónusafi
- 1 msk kókosmjöl
- 1/2 bolli Stevia sætuefni

LEIÐBEININGAR:

FYRIR BASIN

- Forhitaðu ofninn í 360 F.
- Setjið allt grunnhráefnið í skál og blandið öllu vel saman með hreinum höndum þar til það er mjúkt.
- Smyrjið ferhyrnt ofnform með kókosolíu. Hellið deiginu í bökunarform. Bakið í 15 mínútur þar til þær eru gullinbrúnar. Setjið til hliðar til að kólna.

FYRIR kremið

- Í skál eða blandara, þeytið saman: egg, sítrónusafa, kókosmjöl og sætuefni. Hellið jafnt yfir bökuðu kökuna.
- Setjið pönnuna í ofninn og bakið í 20 mínútur í viðbót.
- Þegar það er tilbúið, geymið í kæli í að minnsta kosti 6 klst. Skerið í teninga og berið fram.

NÆRING: Kaloríur 129 | Heildarfita 15g | Nettó kolvetni: 1,4g | Prótein 5g | Trefjar 2,25g)

93.Rík möndlusmjörskaka og súkkulaðisósa

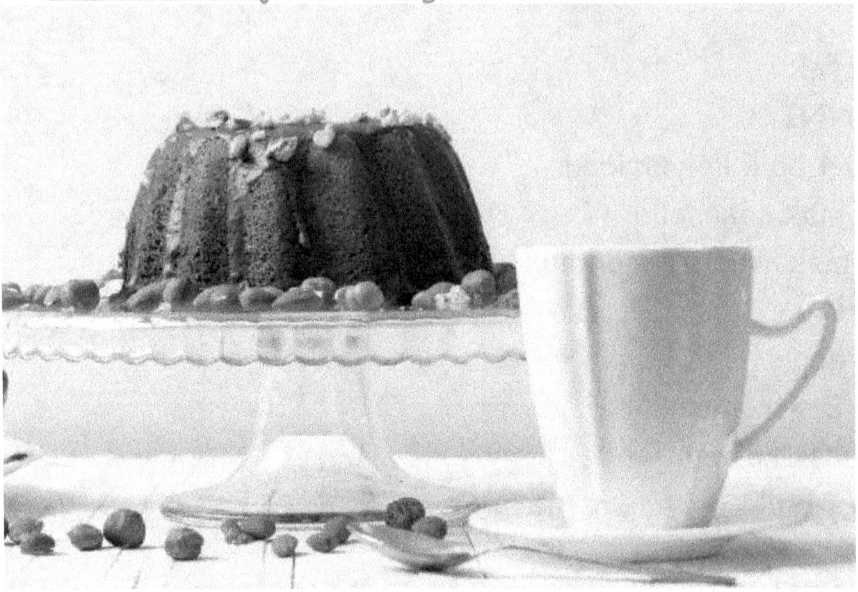

Heildartími: 10 MÍN| Þjónusta: 12

Hráefni:

- 1 bolli möndlusmjör eða möndlur í bleyti
- 1/4 bolli möndlumjólk, ósykrað
- 1 bolli kókosolía
- 2 tsk fljótandi Stevia sætuefni eftir smekk

ÁLAG: SÚKKULAÐI SÓSA

- 4 msk kakóduft, ósykrað
- 2 msk möndlusmjör
- 2 msk Stevia sætuefni

LEIÐBEININGAR:

- Bræðið kókosolíuna við stofuhita.
- Bætið öllu hráefninu saman við í skál og blandið vel saman þar til það hefur blandast saman.
- Hellið möndlusmjörsblöndunni á bökunarplötu.
- Sett í kæliskáp í 3 klst.
- Í skál, þeytið öll hráefni áleggsins saman. Hellið yfir möndlukökuna eftir að hún hefur verið stíf. Skerið í teninga og berið fram.

NÆRING: Kaloríur 273 | Heildarfita 23,3g | Nettó kolvetni: 2,4g | Prótein 5,8g | Trefjar 2g)

94.Hnetusmjörskaka þakin súkkulaðisósu

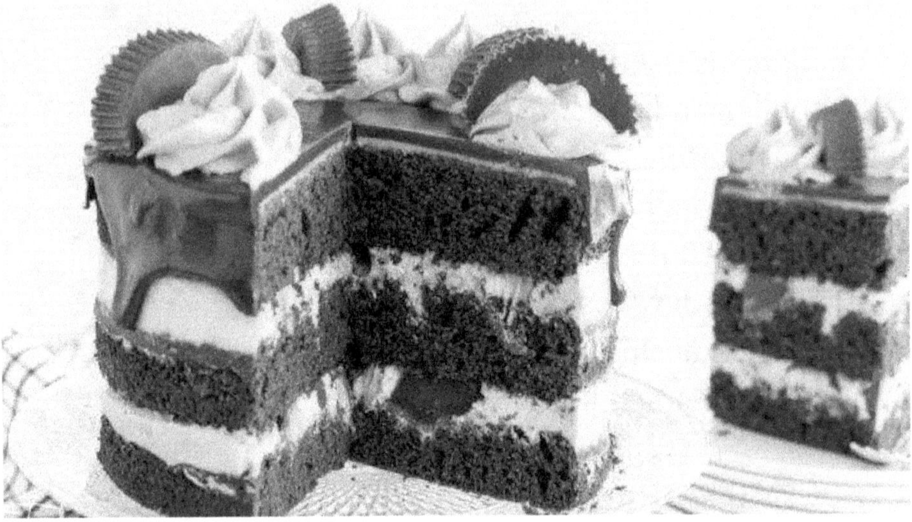

Heildartími: 10 MÍN| Þjónusta: 12

Hráefni:

- 1 bolli hnetusmjör
- 1/4 bolli möndlumjólk, ósykrað
- 1 bolli kókosolía
- 2 tsk fljótandi Stevia sætuefni eftir smekk

ÁLAG: SÚKKULAÐI SÓSA

- 2 msk kókosolía, brætt
- 4 msk kakóduft, ósykrað
- 2 msk Stevia sætuefni

LEIÐBEININGAR:

- Í örbylgjuofnskál blandið saman kókosolíu og hnetusmjöri; bráðið í örbylgjuofni í 1-2 mínútur.
- Bætið þessari blöndu í blandarann þinn; bætið restinni af hráefnunum út í og blandið vel saman þar til það hefur blandast saman.
- Hellið hnetublöndunni í smjörpappírsklædda brauðform eða fat.
- Kælið í um 3 klukkustundir; því lengur, því betra.
- Í skál, þeytið öll hráefni áleggsins saman. Hellið hnetukonfektinu yfir eftir að það hefur verið stíft. Skerið í teninga og berið fram.

NÆRING: Kaloríur 273 | Heildarfita 27g | Nettó kolvetni: 2,4g | Prótein 6g | Trefjar 2g)

SMOOTHIES

95.Græn kókoshnetusmoothie

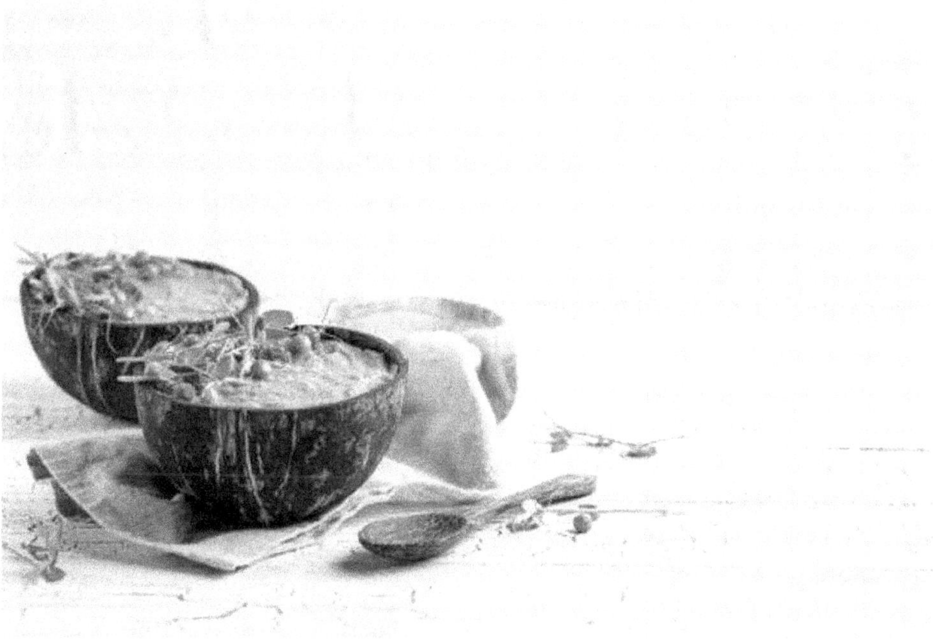

Heildartími: 10 MÍN| Afgreiðsla: 2

Hráefni:

- 1 bolli kókosmjólk
- 1 grænt epli, kjarnhreinsað og saxað
- 1 bolli spínat
- 1 agúrka
- 2 msk rakað kókos
- 1/2 bolli vatn
- Ísmolar (ef þarf)

LEIÐBEININGAR:

- Setjið allt hráefni og ís í blandara; pulsaðu þar til slétt.
- Berið fram strax.

NÆRING: Kaloríur 216,57 | Heildarfita 16,56g | Nettó kolvetni: 8,79g | Prótein 2,88g | Trefjar: 4g)

96.Green Devil Smoothie

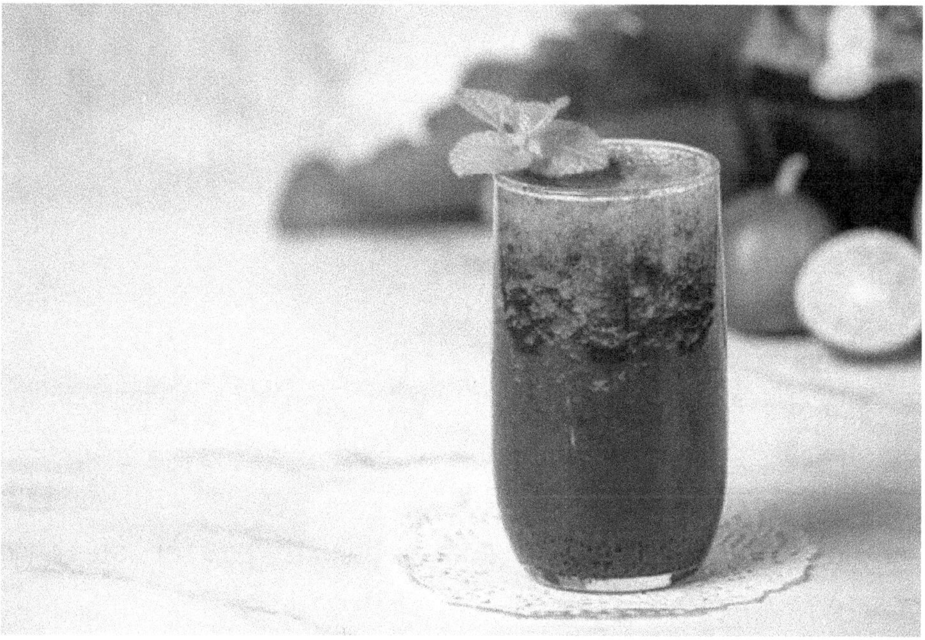

Heildartími: 10 MÍN| Afgreiðsla: 2

Hráefni:

- 3 bollar grænkál, ferskt
- 1/2 bolli kókosjógúrt
- 1/2 bolli spergilkál, blómablóm
- 2 sellerístilkar, saxaðir
- 2 bollar af vatni
- 1 msk sítrónusafi
- Ísmolar (ef þarf)

LEIÐBEININGAR:

- Blandið öllu hráefninu saman þar til það er slétt og örlítið froðukennt.

NÆRING: Kaloríur 117,09 | Heildarfita 4,98g | Nettó kolvetni: 1,89g | Prótein 4,09g | Trefjar 6,18g)

97. Green Dream Zero-Belly Smoothie

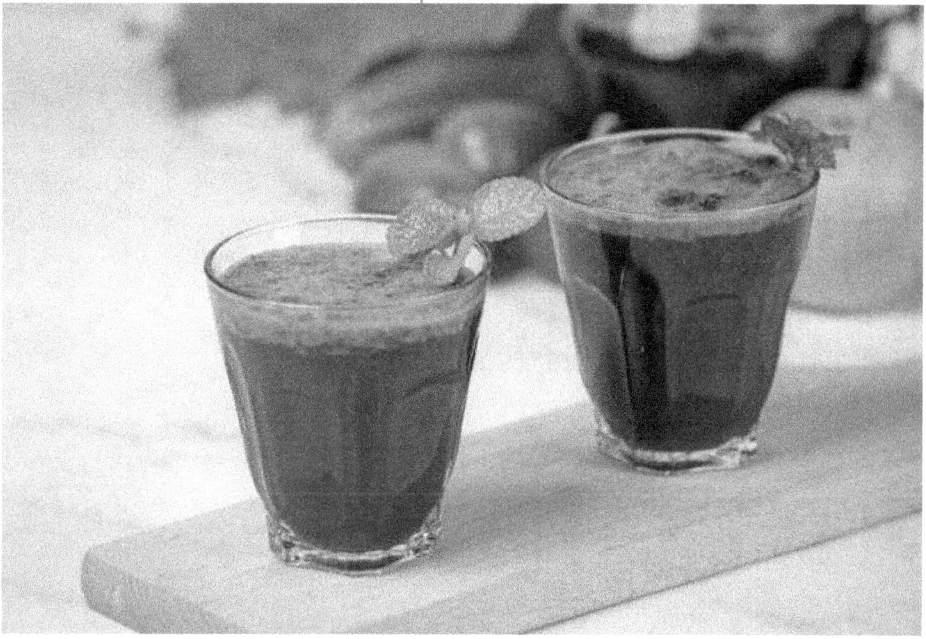

Heildartími: 10 MÍN| Afgreiðsla: 4

Hráefni:

- 1 bolli hrá agúrka, afhýdd og skorin í sneiðar
- 4 bollar af vatni
- 1 bolli romaine salat
- 1 bolli Haas avókadó
- 2 msk fersk basil
- Sætuefni að eigin vali (valfrjálst)
- Handfylli af valhnetum
- 2 msk fersk steinselja
- 1 msk ferskt engifer rifið
- Ísmolar (valfrjálst)

LEIÐBEININGAR:

- Blandið öllu hráefninu saman í blandara og blandið þar til slétt.
- Bætið við ís ef hann er notaður. Berið fram kalt.

NÆRING: Kaloríur 50,62| Heildarfita 3,89g | Nettó kolvetni: 1,07g | Prótein 1,1g | Trefjar 2,44g)

98.Zero-Belly sellerí og hnetusmoothie

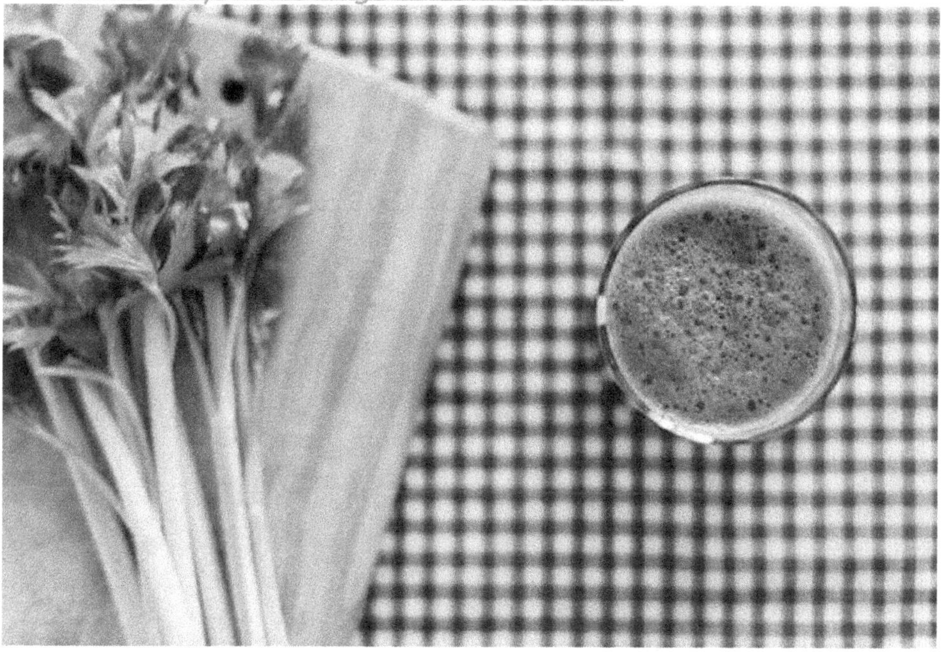

Heildartími: 10 MÍN| Afgreiðsla: 2

Hráefni:

- 2 stilkar af sellerí
- 1 bolli spínat lauf, gróft saxað
- 1/2 bolli pistasíuhnetur (ósaltaðar)
- 1/2 avókadó, saxað
- 1/2 bolli lime, safi
- 1 msk hampi fræ
- 1 msk möndlur, lagðar í bleyti
- 1 bolli kókosvatn
- Ísmolar (valfrjálst)

LEIÐBEININGAR:

- Bætið öllu hráefninu í blandara með nokkrum ísmolum og blandið þar til slétt.

NÆRING: Kaloríur 349,55 | Heildarfita 17,88g | Nettó kolvetni: 5,01g | Prótein 11,08g | Trefjar 9,8g)

99.Lime Peppermint Smoothie

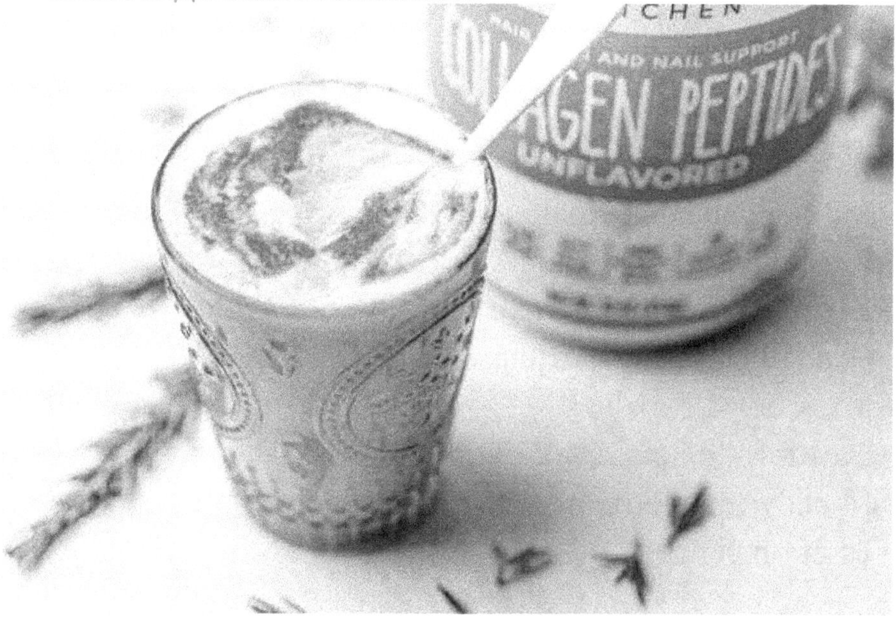

Heildartími: 5 MÍN| Afgreiðsla: 4

Hráefni:

- 1/4 bolli fersk myntulauf
- 1/4 bolli lime safi
- 1/2 bolli agúrka, saxuð
- 1 msk fersk basilíkublöð, saxuð
- 1 tsk chiafræ (má sleppa)
- Handfylli af chiafræjum
- 3 tsk börkur af lime
- Sætuefni að eigin vali eftir smekk
- 1 bolli vatn, skipt
- Ís eftir þörfum

LEIÐBEININGAR:

- Setjið allt hráefnið í blandara eða matvinnsluvél. Púlsaðu þar til slétt.
- Fylltu glös af klaka, helltu limeaðinu í hvert glas og njóttu.

NÆRING: Kaloríur 28.11 | Heildarfita 1,16g | Nettó kolvetni: 0,75g | Prótein 0,84g | Trefjar 1,98g)

100. Rauð greipaldinkál Smoothies

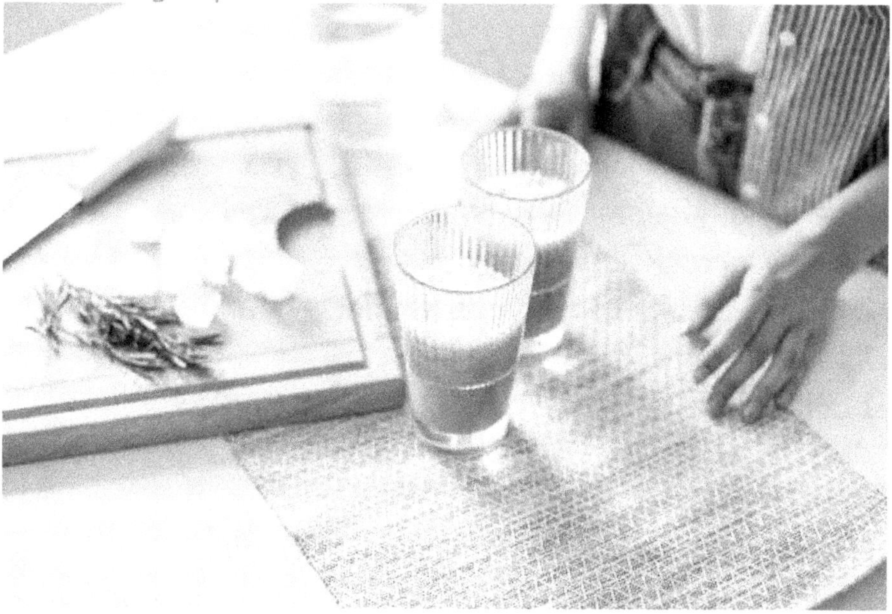

Heildartími: 10 MÍN| Afgreiðsla: 4

Hráefni:

- 2 bollar kantalópa
- 1/4 bolli fersk jarðarber
- 8 oz kókosjógúrt
- 2 bollar grænkálsblöð, saxuð
- 2 msk sætuefni eftir þínum smekk
- 1 Ís eftir þörfum
- 1 bolli af vatni

LEIÐBEININGAR:

- Hreinsaðu greipaldinið og fjarlægðu fræin.
- Blandið öllu hráefninu saman í rafmagnsblöndunartæki og hrærið þar til það er slétt. Bætið við ís ef hann er notaður og berið fram.

NÆRING: Kaloríur 260,74 | Heildarfita 11,57g | Nettó kolvetni: 2,96g | Prótein 4,42g | Trefjar 7,23g)

NIÐURSTAÐA

Þegar við ljúkum þessari umbreytingarferð vonum við að Zero Belly Cookbook hafi veitt þér innblástur til að tileinka þér nærandi og yfirvegaða nálgun við að borða. Uppskriftirnar og meginreglurnar í þessari matreiðslubók eru hannaðar til að hjálpa þér að ná heilbrigðari líkama og hamingjusamara og orkumeira lífi.

Með Zero Belly Cookbook hefurðu verkfærin til að gera jákvæðar breytingar á matarvenjum þínum. Hver uppskrift er vandlega unnin til að veita þér næringarefnin sem þú þarft á meðan þú styður þyngdartap þitt og heildar heilsumarkmið. Með því að tileinka þér Zero Belly nálgunina ertu ekki bara að taka upp skammtímamataræði, heldur langtíma lífsstíl sem stuðlar að sjálfbærri heilsu og vellíðan.

Svo, þegar þú heldur áfram á vegi þínum að heilbrigðari þér, láttu Zero Belly Cookbook vera traustan félaga þinn, sem gefur þér nærandi uppskriftir, gagnlegar ábendingar og tilfinningu fyrir valdeflingu. Taktu þér kraft heilnæmra hráefna, meðvitaðrar neyslu og yfirvegaðrar nálgunar á næringu. Hver máltíð sem þú útbýr úr þessari matreiðslubók er tækifæri til að næra líkama þinn og taka ákvarðanir sem styðja almenna vellíðan þína.

Megi eldhúsið þitt fyllast af ilm af nærandi hráefni, gleði við að elda og ánægju af því að næra líkamann með dýrindis máltíðum. Skál fyrir heilbrigðari þér og lífi í orku og vellíðan!

www.ingramcontent.com/pod-product-compliance
Lightning Source LLC
LaVergne TN
LVHW011016061026
849535LV00006B/1911